医之为道大矣 医之为任重矣

陈宝贵《医学衷中参西录》心解

雍阳勤々参书

编著 陈宝贵 寇子祥

全国百佳图书出版单位

中国中医药出版社

· 北京 ·

图书在版编目（CIP）数据

陈宝贵《医学衷中参西录》心解 / 陈宝贵，寇子祥编著 . —北京：中国中医药出版社，2022.2（2022.9 重印）

ISBN 978 - 7 - 5132 - 7256 - 8

Ⅰ.①陈…　Ⅱ.①陈…②寇…　Ⅲ.①《医学衷中参西录》—研究
Ⅳ.① R2-52

中国版本图书馆 CIP 数据核字（2021）第 208870 号

中国中医药出版社出版

北京经济技术开发区科创十三街 31 号院二区 8 号楼
邮政编码　100176
传真　010-64405721
三河市同力彩印有限公司印刷
各地新华书店经销

开本 710×1000　1/16　印张 11.25　彩页 1　字数 170 千字
2022 年 2 月第 1 版　2022 年 9 月第 2 次印刷
书号　ISBN 978 - 7 - 5132 - 7256 - 8

定价　69.00 元
网址　www.cptcm.com

服 务 热 线　010-64405510
购 书 热 线　010-89535836
维 权 打 假　010-64405753

微信服务号　zgzyycbs
微商城网址　https://kdt.im/LIdUGr
官 方 微 博　http://e.weibo.com/cptcm
天猫旗舰店网址　https://zgzyycbs.tmall.com

如有印装质量问题请与本社出版部联系（010-64405510）

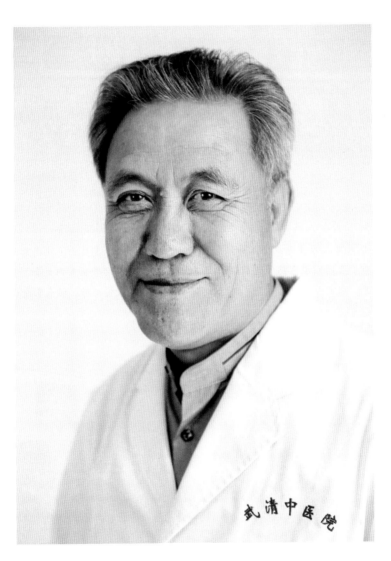

首届全国名中医陈宝贵教授

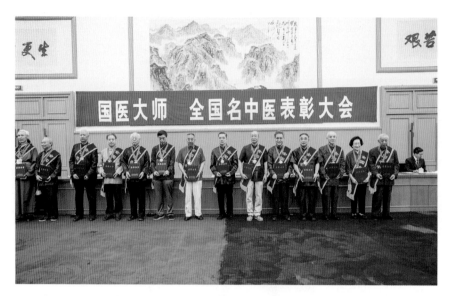

2017年7月由人力资源社会保障部、国家卫生和计划生育委员会（现国家卫生健康委员会）及国家中医药管理局组织的"国医大师　全国名中医表彰大会"在京西宾馆召开，陈宝贵教授（右五）被授予"全国名中医"荣誉称号，被表彰者合影

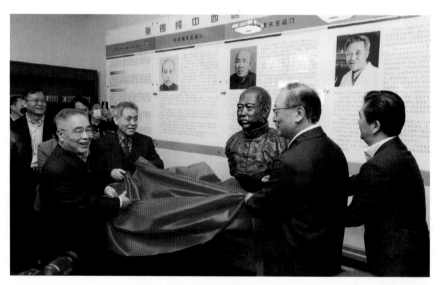

2021年3月，在天津市南开区古文化街中西汇通医社举行了"张锡纯先生塑像落成揭幕仪式"

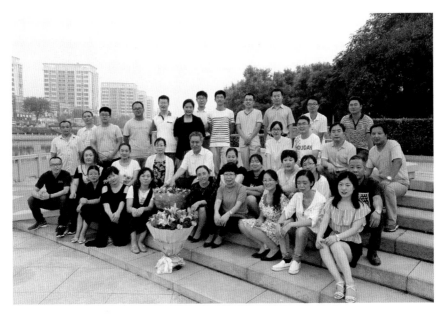

2017年9月教师节陈宝贵教授师生合影

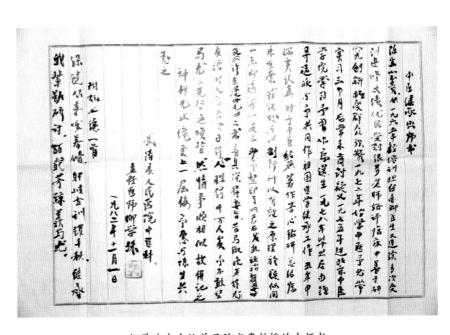

柳学洙先生给弟子陈宝贵教授的出师书

自　序

张锡纯先生是我国近代医学史上最具影响力的人物之一，其主张中西医各有所长，要取彼之长，补己之短，尝试将两种医学融合发展。当时的代表人物还有唐容川、恽铁樵、朱沛文等，他们都对中西医汇通学术思想的发展进行了早期探索和实践。新中国成立以后，国家提出中西医结合发展的方针战略，而中西医汇通学派则起到承前启后的作用，为我国今后中西医融合的新医学体系的发展奠定了基础。张锡纯先生作为中西医汇通学派最具代表性的人物，所著《医学衷中参西录》被称为"临证第一可法之书"。

张锡纯先生晚年在天津行医，并建"中西汇通医社"，对津门医学产生了深远的影响。当时，先生在全国声望极高，其医术之精湛，学医者莫不仰望。1929年，经孙雨亭、赵云卿二位先生推荐，吾师柳学洙拜于张先生门下。柳师曾回忆云："张师白天忙于诊务，夜间则在一盏小煤油灯下整理其心得经验，常至深夜，笔耕不辍。"由于日夜操劳，张先生七十有三便离世而去，一代巨星陨落，甚为惋惜！但张先生的学术思想及创新精神，至今在全国传承不息。

当今，"坚持中西医并重与传承创新发展中医药事业"是关系到中医药事业复兴之大事。张先生言："人生有大愿力，而后有大建树。"俗话说：老骥伏枥，志在千里。余不敢云有大建树，但能将几十年学习《医学衷中参西录》用于临证之心得体会，整理成书，以供同道参考，亦尽吾之心愿矣！

今《陈宝贵〈医学衷中参西录〉心解》即将付梓，感慨良多，提笔为之序。

陈宝贵

2021 年夏月于天津

编写说明

    张锡纯先生是中西医汇通学派最具代表性的人物，也是近代公认的医学泰斗。他所著的《医学衷中参西录》，乃其毕生心血之结晶，书中介绍的很多经验和良方，至今仍在被研究和使用，可见先生的著作影响之大。本书乃汇集张先生诸病治法、名方及用药经验，进行分析解读，加之临证体会整理而成，就本书做以下几点说明。

    1. 本书共分三章：第一章为"张锡纯诸病治法"心解，共10篇，包含10种病的原解与心解。第二章为"张锡纯名方"心解，共22篇，包含22首名方的原解与心解。第三章为"张锡纯用药"心解，共8篇，包含7味中药和常用对药的原解与心解。另外，又于每篇之后附有"典型医案"，皆列出辨证、治法、处方和按语。

    2. 每篇之中"原解"为求原意原貌，尽量选用《医学衷中参西录》原文。对于书中内容重叠或多处出现者，在不改变原意的情况下，为求语言通达流畅，做部分删减修改，取其要义。

    3. 书中"原解"引用《医学衷中参西录》书中内容部分，皆采用原文度量规制，不做修改。引用原书药名存在药名别名，为保留原貌，部分药名不做修改。"心解"和"典型医案"部分，为学习运用《医学衷中参西录》之心得体会，除引用古代文献外，尽量采用现代规范药名和度量衡标准。用药剂量皆以克（g）为单位，煎煮方法及服药习惯，一般为每日1剂，分3次温服。部分服法有变动者，为病之所需。

编写说明

4. 对于书中所涉及古典医籍书名，为求语言简练流畅，在不产生歧义的情况下，部分改为简称。例如《黄帝内经》简称《内经》，《神农本草经》简称《本经》，巢元方《诸病源候论》简称《巢氏病源》，《金匮要略》简称《金匮》，孙思邈《千金方》简称《孙氏千金》等。

5. 书中所论或使用个别中药，如穿山甲等，现已被列为禁用药品，使用时可寻找相应替代品，书中仍保留原貌，不做修改。"原解"中所引用《医学衷中参西录》部分西药，当时为直接音译，现已无法考证为何药，书中不做解释，仍保留原貌。

是书编著历时 3 年有余，虽竭心尽力，但毕竟才疏学浅，仍难免有不足之处，敬请明达指正！

陈宝贵

2021 年 8 月 20 日

目　录

第一章 "张锡纯诸病治法"心解

　　张锡纯先生在很多疾病认识上都有独到的见解，有的还设专篇论治，分析精透而多具创见。病种涉及外感、内、外、妇、儿各科，对于每种疾病都详析其生理、病理、治法以及方药。今选其中部分病种，对指导临证仍有较强价值者，归纳总结并加以分析解读，以供参考。

　　本章共 10 篇，包括张锡纯脾胃病治法、张锡纯胃气不降治法、张锡纯肝病治法、张锡纯肺病治法、张锡纯心病治法、张锡纯肾病治法、张锡纯脑病治法、张锡纯崩漏治法、张锡纯虚劳治法、张锡纯带证治法。每篇内容都分为"原解""心解"及"典型医案"，"原解"为张锡纯先生对于本病的治法见解，"心解"为对于本病的解析及临证体会，"典型医案"为临证验案。

　　此章用意在于使医者同道在学习张先生经验的同时，借"心解"部分的解析与典型医案，与时俱进，传承创新。

张锡纯脾胃病治法

【原解】

张锡纯先生"脾胃病治法"未有专论，其论散见于各篇中，但也论之甚详。今就以下几点概述其要。

一、脾胃生理病理

1. 脾胃为气机升降之枢机，又为水饮上达下输之枢机

张先生说："脾胃同居中焦，为气机升降之枢机，当升不升，当降不降，皆为病态。""脾气宜升，胃气宜降。"又说："脾也者，原位居中焦，为水饮上达下输之枢机。脾主升清，所以运津液上达。胃主降浊，所以运糟粕下行。"由此可知，张先生认为脾胃为气机升降之枢机，又为水饮上达下输之枢机，有调节气机，运输津液及排除糟粕的作用。

2. 脾胃为坤土，能资生一身

张先生说："《易》有之'至哉坤元，万物滋生'，言土德能生万物也。人之脾胃属土，即一身之坤也，故亦能资生一身。脾胃健壮，多能消化食物，则全身自然健壮。"张先生认为脾胃属土，若地舆然，地能资生万物，脾胃自然能资生全身。

3. 肝脾为相助为理之脏

张先生说："肝脾者，相助为理之脏也。肝木过盛可以克伤脾土，肝木过弱亦不能疏通脾土。"又说："非脾土之气上行，则肝气不升。非胃土之气下行，则胆火不降。"可知，张先生认为肝脾为互助之脏，肝脏功能如果过盛或过弱，不能疏通脾胃，则脾胃功能必然会受到影响。反之，如果脾胃功能异常，自然也会影响肝胆的功能。

4. 脾胃之阳靠心肺之阳与肾阳温煦

张先生说:"人之脾胃属土,若地舆然,心肺居临其上,正当太阳部位,其阳气宣通,若日丽中天,暖光下照。而胃中所纳水谷,实借其阳气宣通之力,以运化精微而生气血,传送渣滓而为二便……惟心肺阳虚,不能如离照当空,脾胃即不能借其宣通之力,以运化传送,于是饮食停滞胃口。"又说:"补下焦之阳,可助肠中热力。"可见,张先生认为脾胃的阳气是靠心肺的阳气和肾阳共同温煦的。

二、脾胃病治法

1. 调肝胆以治脾胃

张先生认为"肝脾者,相助为理之脏也",肝脏功能过盛或过弱都不能疏通脾胃,此即"木能侮土,木亦能疏土"之意。故而,对于肝胆功能异常影响脾胃者,自然应先调治肝胆,肝胆功能正常,脾胃功能自然恢复。具体治法:肝实者,或平肝,或散肝,或柔肝以扶脾胃;肝气虚者,补肝以助脾;虚实夹杂者,则消补兼施。

2. 淡养脾阴

张先生说:"淡能养脾阴之义,原自淡气归胃悟出……故人脾胃属土,凡味之淡者皆能入脾胃也。""治阴虚专责重于脾……脾为太阴,乃三阴之长。故治阴虚者,当以滋脾阴为主,脾阴足,自能灌溉诸脏腑也。"又曰:"药取次煎,可以养脾阴。"张先生认为味淡之药、次煎之药、滋阴药配补气药都可以滋养脾阴,既有理论又有治法,发扬了古人脾阴学说。

3. 调脾胃以治诸脏腑病

张先生说,脾胃为坤土,可资助一身,脾胃病则累及诸脏腑得病。故用调理脾胃法治诸多脏腑慢性虚弱性疾病,如久泄、久痢、劳瘵、膈食等。此即张先生所说"因其(诸脏腑病)证候错综复杂,气血阴阳皆损,单纯补气、补血、补阴、补阳等法难以取效,惟有从治后天之本,调补脾胃入手,方能见效"。这些调补脾胃的思想在其创制的资生汤、治喘息方、十全育真汤、滋培汤及虚损性疾病的治疗中皆有体现。

4. 重视食疗

张先生认为，食疗法有"性甚和平，宜多服常服，用之对症，病自渐愈，既不对症，亦无他患"的优点，诚为"至稳至善之方"。因而指出："志在救人者，甚勿以为寻常服食之物，而忽之也。"其所创170余首方剂中，食疗方和含食物方近20首，足见其对食疗之重视。

5. 中西药并用

张先生治疗脾胃病常中西药并用，旨在取长补短，提高疗效。他认为"中药与西药相助为理，诚能相得益彰"。如服薯蓣粥，间有发闷者，掺以白布圣一瓦同服，以促进饮食。

三、脾胃病用药新解及创制新方

1. 药求新解

张先生博览群书，在古人经验基础上常能悟出新义。如其对生山药的认识："阴虚之甚者，其周身血脉津液皆就枯涸，必用汁浆最多之药，滋脏腑之阴，即以溉周身之液。"张先生认为生山药所含汁液最厚，且"味甘归脾"，故凡治阴液亏竭之证，喜重用山药，以滋脾阴。并且认为："山药能滋阴又能利湿，能滑润又能收涩，性甚平和，宜多服常服，在滋补药中诚为无上之品。"又如其对赭石的认识："赭石性甚和平，虽降逆气而不伤正气，通燥结而毫无开破，能引胃气直达肠中而通大便，生研服之不伤脾胃，即服之稍粗之末亦与肠胃无损。"由此可见，张先生不落窠臼，虽为平常之药，但也体会出很多新的见解。

2. 创制新方

张先生临证中从脾胃着手还创制了很多新的方剂，如：资生汤，主治劳瘵、饮食减少；益脾饼、扶中汤，主治脾虚久泄；参赭培气汤，主治膈食；参赭镇气汤，主治阴阳两虚之喘证；燮理汤，主治下痢；理饮汤，主治心肺阳虚，脾虚饮停。

【心解】

脾胃之论，前人论之甚详。《内经》有《太阴阳明论》专篇，其余散见于各篇章中。综其要为：脾胃为仓廪之官，互为表里；脾胃属土，治中央，常以四时长五脏；脾为胃行其津液，五脏六腑皆禀气于胃；诸湿肿满，皆属于脾，等等。及至仲景，倡导"护胃气，存津液"之要旨。金元时期，李东垣又著《脾胃论》一书，专论脾胃，补前人之未备，并创有补中益气、调中益气、升阳益胃等方。明清以降，叶天士有"脾宜升则健，胃宜降则和""太阴湿土，得阳始运；阳明燥土，得阴自安""脾胃之病，虚实寒热，宜燥宜润，固当详辨。其于升降二字，尤为紧要"之论，实超越前贤。民国以来，西学之风日盛。受其影响，张锡纯先生汇通中西医学，著《医学衷中参西录》一书，乃其毕生心血之结晶。书中论及脾胃，多精彩之处。张先生认为，脾胃为一身之坤也，可以资生一身，故很多虚损性疾病其多从脾胃入手，重症多收奇效。又谈到，脾胃为气机升降之枢机，又为水饮上达下输之枢机，所以气机升降失序及水饮上达下输失调所致的气机升降失常、水饮代谢紊乱等证，其多从中焦脾胃斡旋，常收奇功。再有，肝脾为互理之脏，故而理肝可以调脾，调脾可以理肝，两者相克相侮，本就互理互损，岂可单脏而治焉。还有，心肺阳气与肾阳可以温煦脾胃，故而脾胃阳虚时常需靠心、肺、肾阳气温煦以为治，此也不可不知。张先生还在脾胃病的治疗上，发挥了淡养脾阴理论，丰富了临床实践。此外，其还创制了很多实用新方，至今仍在广泛应用。部分方剂解析及医案详见于第二章名方解析，可互为参考。

关于脾胃病诊治，梗概如下：脾胃之要，在于升降。具体而言，脾主健运，其性升清，为阴脏，喜燥恶湿，病多从寒化；胃主受纳腐熟，其性主降，为阳腑，喜润恶燥，病多从热化。脾胃受病，升降失司，寒热失调，运纳失职，则见湿邪困阻，湿热蕴结，痰食交结。临床上可见胃脘胀痛，痞满嘈杂，泛酸，乏力，纳少，泄泻，出血及中气下陷等症。治疗目的在于使脾胃阴阳相合，升降相因，润燥相济。依据吴鞠通"治中焦如衡，非平不安"的观点，临证时须用药物偏性纠正患者虚、实、寒、热之偏性。治疗脾胃病应使用轻灵之剂，用四两以拨千斤，使脾胃达到平衡状态。需要指出：每位患者具体情况虽有不同，但是升降同调、气血同治、消补兼施、润燥兼顾、动静结合以及寒热并用等都是应该遵循的组方原则。

关于脾胃病用药，临证有一些心得体会，总结如下。

一、升降同调

如中虚气陷与气滞气逆并见，症见嗳气呕恶，少腹胀坠，大便溏泄，甚则脱肛等，常用升麻配沉香、党参配枳壳、党参配赭石、半夏配藿香、荷叶配茯苓等升降同调之药。

二、气血同治

叶天士在《临证指南医案·胃脘痛》中云："初病在气，久病入络。"临证时我们治疗胃病在气分者常加一二味血分药物，如丹参、川芎、桃仁、赤芍、红花等，有"气血同治"之意。缘由是各种胃炎时常出现胃黏膜充血、水肿或伴糜烂出血，胃壁组织缺氧，进而营养障碍。中医学认为气主煦之，血主濡之，气药少佐血药，有利于改善胃壁供血状况，促进康复。

三、消补并用，润燥相宜，动静结合

临证时我们要把握补脾不滞气，如黄芪配陈皮、白术配枳壳；养胃不助湿，如胃燥脾湿并现，则用石斛配藿香、麦冬配半夏、天花粉配薏苡仁、芦根配荷叶等。同时在运用辛温香燥药物时，掌握疏肝不忘调脾安胃、理气慎防伤阴的原则。

四、寒热并用

脾阴胃阳，两者同病常寒热互见，对于脾胃病见寒热错杂证者，常寒温药并用。如黄连配干姜、黄连配半夏、黄连配吴茱萸、黄连配木香、桂枝配白芍等。对于虚寒相兼、寒多虚少，宜用扁豆、山药、太子参等平补之品，配以散寒之药。实证用消法时，也要权衡轻重缓急，用药以轻灵为主，注重顾护脾胃，遵循脾胃生理。

五、选药讲究

所谓"讲究"，乃遵循脾胃之生理病理。如临证时和胃药常用白芍、荷叶、陈皮等；益胃药常选石斛、玉竹、沙参等；养胃药常用麦冬、佛手、藿香等；清胃药常用青皮、牡丹皮、黄连等；温胃药常用桂枝、干姜、吴茱萸、细辛等；健胃药常用白术、茯苓、山药、苍术等；开胃药常用砂仁、厚朴、草豆蔻等。以上这些用药都说明我们在注重脾胃生理病理的同时，也要选药讲究、重视配伍。

【典型医案】

案一　土虚木乘，上热下寒案

崔某，男，38岁，2006年5月16日诊。

主因"胃脘胀满不舒6年余"来诊。现症：胃脘痞塞，胀痛不舒，呃逆，口苦，食少纳呆，大便溏，食冷后即肠鸣。舌暗，苔黄腻，脉弦滑。

辨证：土虚木乘，上热下寒

治法：疏肝健脾，清热祛寒

处方：半夏15g，黄连10g，干姜10g，黄芩10g，党参10g，茯苓15g，佛手10g，香橼10g，枳壳10g，甘草10g。5剂，水煎300mL，分早晚2次服，日1剂。

2剂后病大减，5剂病即痊愈。

按：半夏泻心汤出自《伤寒论》，由半夏、黄芩、黄连、炙甘草、干姜、人参、大枣七味药组成，有寒热平调、消痞散结之功，主治寒热错杂之证。此方配伍特色主要由辛开、苦寒、甘补三部分组成。方中用半夏和胃降逆；黄芩、黄连苦寒泄热；干姜、半夏辛温散寒；更佐人参、大枣、炙甘草补益脾胃，共达调和脾胃升降之功。半夏泻心汤辛开苦降、寒温并用、攻补兼施，为调和脾胃的代表方剂。

本案也是寒热错杂、升降失调之证，病机与半夏泻心汤证相同，故可用半夏泻心汤加减治疗。患者呃逆为胃气上逆。口苦、苔黄腻为胃有热。食少纳呆、肠鸣、大便溏为脾虚寒。口苦、胃胀痛、脉弦为肝郁犯胃化热所致。上方即在半夏泻心汤的基础上加入佛手、香橼以疏肝理气，和胃止痛；加入茯苓以健脾利湿；加入枳壳以降胃气。患者服5剂病即痊愈。

案二　心脾气阴两虚案

李某，男，65岁，2009年5月15日诊。

主因"气短乏力3年加重伴口干、纳呆半年"来诊。患者3年前出现气短乏力，未予重视，加之身体本弱，劳累烦心事多，半年来有愈发愈重之势，又伴有口干、纳食减少。现症：气短乏力，纳呆，口干，睡眠欠佳，偶有心悸。舌淡，苔白，脉细。

辨证：心脾气阴两虚

治法：健脾养心，益气养阴

处方：太子参20g，麦冬10g，五味子5g，丹参10g，山药10g，玉竹10g，茯苓10g，炒酸枣仁10g，陈皮6g，甘草6g。7剂，水煎400mL，分早晚2次温服，日1剂。

二诊（5月21日）：症状较前减轻，偶感胃脘胀满，上方加砂仁6g，生山楂10g，又取7剂。

三诊（5月28日）：诸症大减，上方又取14剂。药后病愈。

按：劳累烦心，耗伤心脾气阴，故见气短乏力、纳呆、口干、睡眠欠佳、心悸等症。舌淡、苔白、脉细为心脾气阴两伤之征象。张锡纯先生说：脾为三阴之长，阴虚当以滋脾阴为主。上方中即以太子参、山药、玉竹、茯苓、炒酸枣仁、麦冬、五味子补心脾之气、滋心脾之阴；以丹参养血活血；以砂仁、陈皮、生山楂理气化滞、增进食欲；以甘草调和诸药。患者服用近1个月，收良效。

张锡纯胃气不降治法

【原解】

张锡纯先生对于"胃气不降治法"有专篇论述，析理详尽，创有新解。总结要点如下。

一、"胃气"之生理

张先生说："阳明胃气以息息下行为顺。为其息息下行也，即时时借其下行之力，传送所化饮食达于小肠，以化乳糜，更传送所余渣滓，达于大肠，出为大便。此乃人身气化之自然，自飞门以至魄门，一气营运而无所窒碍者也。"可知，张先生认为阳明胃气以息息下行为生理之要。

二、"胃气不降"为病理

张先生认为，如胃气不下行而转上逆，则胃腑得病，缘由如下。

1. 中气不旺

张先生说："若中气不旺，不能撑悬于内，胃气不能息息下降，而冲气转因胃气不降，而乘虚上干。"可见，中气不旺也是胃气不降之由。

2. 胃中虚寒

张先生说："反胃之证，有因胃中虚寒见胃气上逆、冲气上冲者。"可知，虚寒也是胃气上逆的原因。

3. 性急多怒

张先生说："阳明胃气以息息下降为顺，推其致病之由，或因性急多怒，肝胆气逆上干……而胃受肝胆冲气之排挤，不能下行，转随其气而上逆。"可知，性急多怒也是胃气不降的原因。

4. 肾虚不摄

张先生说："或因肾虚不能摄纳，冲中气逆上冲，而胃受肝胆冲气之排挤，其势不能下行，转随其排挤之力而上逆。迨至上逆习为故常，其下行之能力尽失，即无他气排挤，亦恒因蓄极而自上逆。"是知，肾虚不摄也是胃气不降的原因之一。

三、"胃气不降"症状

对于"胃气不降"症状，张先生说："于斯饮食入胃不能传送下行，上则为胀满，下则为便结。而治之者，不知其病因，乃投以消胀之药，药力歇而胀满依然。治以通便之剂，今日通而明日如故。间有降胃之药若半夏、苏子、蒌仁、竹茹、厚朴、枳实诸品，用之等于不用也。久之兼证歧出，或为呕哕，或为呃、为逆，或为吐衄，或胸膈烦热，或头目眩晕，或痰涎壅滞，或喘促咳嗽，或惊悸不寐，种种现证头绪纷繁，则治之愈难。"可知，"胃气不降"而上逆可导致以上诸多症状。

四、"胃气不降"治法

张先生认为，"胃气不降"之原因虚实有别，故而治法也不同。

1. 虚证

张先生认为，中气衰惫者当以大补中气为主，方药用参赭培气汤；胃中虚寒者，当以温补胃腑兼降逆镇冲为主，可参考参赭培气汤方。

2. "胃气不降"实证或虚实夹杂者

属性急多怒、肝气犯胃者，可参用镇逆汤。属肾虚不摄者，可用参赭镇气汤。

五、赭石为治"胃气不降"良药

张先生对于赭石治疗"胃气不降"有独到之见解，谓："此证非重用赭石不能奏效也。"赭石对于此证，其特长有六："重坠之力能引胃气下行，一也；既能引胃气下行，更能引胃气直达肠中以通大便，二也；因其有重坠之力，兼能镇安冲气使不上冲，三也；因其原质系铁氧化合，含有金气，能制肝木之横恣，使其气不上干，四也；能引浮越之相火下行，而胸膈烦热、头目眩晕自除，五也；因其性非寒凉开破，分毫不伤气分，又因其为铁氧化合转能有益于血分，六也。"由是可知，张先生认为赭石治疗"胃气不降"，有六大特长。此乃张先生从临证中体悟得出，既详细又具体，值得我们学习与借鉴。

【心解】

胃气不降一证，临证常见，张锡纯先生在分虚实的同时，善用赭石以为治，且论述其有六特长，很多见解发前人之未发。胃气不降临证常见，依据临证体会，宜分虚、实、寒、热。治疗大法，就是在和胃降逆的同时，兼虚者当补，兼实者当泻，兼寒者当温，兼热者当清，如此才能提纲挈领，治得其要。今举常用三味药以示例如下。

一、半夏

半夏一药，其性辛温，善于降逆止呕，尤善降胃气，故遇胃气上逆证常用之，如呃逆、呕吐、痞满等。临证中我们治疗脾胃疾病，凡遇胃胀不舒、呃逆、嗳气、反酸等胃气不降或胃气上逆证时，常用半夏治疗，一般热证加黄连，寒证加干姜。痰湿为患者，寒痰者参以二陈，热痰者取黄连温胆汤方义。常用配伍如下。

1. 半夏配生姜

功能和胃化痰、降逆止呕，常用于痰饮呕吐，方如小半夏汤。

2. 半夏配黄连

功能辛开苦降、散结除痞，常用于寒热互结之痞证，方如半夏泻心汤。

3. 半夏配麦冬

功能养阴和胃、化痰降逆，常用于呕吐之后，胃阴不足之证，方如麦门冬汤。

4. 半夏配茯苓

功能燥湿化痰、和胃降逆，常用于痰湿阻胃证，方如二陈汤。

5. 半夏配厚朴

功能行气散结、降逆化痰，常用于痰气阻滞证，方如半夏厚朴汤。

二、黄连

黄连性苦寒，善清心、肝、胃、大肠之火，具清热燥湿、泻火解毒之功。临证中凡遇上焦热盛，心肝火热、胃中实火、大肠湿热、热毒下利、阴虚火旺、热毒疮疡等证时，皆用之以清热，一般实火者量大，虚热者量小。此处用于胃气不降证，取其苦能泻降之义。常用配伍如下。

1. 黄连配半夏

功能辛开苦降、散结除痞，常用于心下痞、寒热互结之痞证，方如半夏泻心汤。

2. 黄连配干姜

功能清热散寒、阴阳并调，常用于寒热错杂证，方如干姜黄连黄芩人参汤。

3. 黄连配白头翁

功能清热解毒、凉血止痢，常用于热毒下利证，方如白头翁汤。

4. 黄连配葛根

功能解肌清热、解毒止痢，常用于协热下利证，方如葛根芩连汤。

5. 黄连配吴茱萸

功能辛开苦降、泻肝和胃，常用于肝火犯胃证，方如左金丸。

6. 黄连配细辛

功能清热泻火、利窍止痛，两药配伍有互为反佐之功，常用于口疮、牙痛等，方如兼金散。

7. 黄连配地榆

功能燥湿止痢、收敛止血，常用于血痢证，方如地榆丸。

三、赭石

张先生说:"赭石能生血兼能凉血,善镇逆气,降痰涎,止呕吐,通燥结,生研服之不伤肠胃。"又说:"治吐衄之证,当以降胃气为主,而降胃之药,实以赭石为最效。"故临证时常用其治疗呕吐、膈食、大便燥结等症。对于胃虚气逆,张先生常把其与人参并用,谓:"参、赭并用,能纳气归原,又治逆气上干,填塞胸臆,或兼呕吐,证属上盛下虚者。"可见,张先生善用赭石,实从临证中来,确为经验之谈。《伤寒论》旋覆代赭汤方中也用到了赭石,但此处用量较小,一来恐其苦寒伐胃,一来因为方中有旋覆花,同为降气之药,故赭石用量宜轻。依据临证体会,如赭石与旋覆花同用,用量宜轻,取旋覆代赭汤方义,不要轻易加减分量,经方自有配伍之妙。但如赭石单用或与人参同用,可参以张先生之经验,用量可大。对于胃虚气逆证,把赭石与党参、半夏同用,疗效肯定。对于赭石重用有通便之功,临证使用时常与其他通便药同用,单用体会不多,此处不赘。

【典型医案】

案一 脾虚胃气上逆,胆火上冲案

姜某,女,56岁,2015年11月25日诊。

主因"呃逆不止1周"来诊。患者半年来间断出现食后呃逆不止,伴有脘腹胀满不舒,近1周来尤其严重。来诊时即见呃逆声响不止,问其知食后明显,脘腹怕凉,但经常有眼红及咽喉肿痛。舌红,苔白,脉滑数。

辨证:脾虚胃气上逆,胆火上冲

治法:清火降逆,温中补虚

处方:清半夏10g,黄连6g,党参10g,龙胆10g,赭石20g,白芍15g,甘草6g,吴茱萸3g,生姜3片。7剂,水煎服,日1剂。

二诊(12月2日):呃逆大见好转,自述偶有呃逆,食后明显。上

方加焦三仙各 10g，又取 7 剂。

三诊（12 月 9 日）：呃逆基本停止，眼已不红，服药后胃脘不舒，仍有胃脘怕凉。舌红渐退，脉见弦象。改方如下：清半夏 10g，黄连 3g，黄芩 10g，干姜 6g，党参 10g，赭石 20g，白芍 10g，陈皮 10g，炙甘草 6g，焦三仙各 10g。7 剂，水煎服。

四诊（12 月 16 日）：诸症皆无，又取 7 剂。药后痊愈。

按：张先生有镇逆汤一方，主治胃气上逆、胆火上冲。方药由赭石六钱、青黛二钱、清半夏三钱、生杭白芍四钱、龙胆三钱、吴茱萸一钱、生姜二钱、野台参二钱组成。全方有清肝胆之热、和胃降逆补虚之功效。本例患者据舌、脉、症辨证为胃气上逆、胆火上冲。患者脘腹怕凉、苔白乃脾虚之象。治法当以清火降逆、温中补虚为主，方用张先生镇逆汤加减。此案一诊时即用镇逆汤方义。三诊时依舌、脉、症可知，患者胆火已减，脾寒仍存，故用半夏泻心汤加减治疗而愈。此外，龙胆一药苦寒败胃，有些患者服后常感胃脘不舒，使用此药时注意药量一般不宜过大，不然容易伤胃出现坏病。

案二　脾虚痰阻，胃气上逆案

张某，男，69 岁，2012 年 4 月 2 日诊。

主因"偶有呃逆半月"来诊。患者半月来偶有呃逆不舒，伴有恶心及胃脘痞满，纳差，大便溏薄。舌淡，苔白，脉细稍滑。

辨证：脾虚痰阻，胃气上逆

治法：健脾化痰，和胃降逆

处方：清半夏 10g，厚朴 10g，党参 10g，旋覆花 10g（包），赭石 10g，砂仁 10g，茯苓 10g，炙甘草 6g，生姜 3 片。7 剂，水煎服，日 1 剂。

二诊（12 月 2 日）：呃逆已止，余证减轻，仍有痞满。上方改党参为 20g，佛手 10g，又取 7 剂。药后病愈。

按：旋覆代赭汤出自《伤寒论》，方药由旋覆花、半夏、甘草、人参、赭石、生姜、大枣组成，主治"伤寒发汗，若吐，若下，解后，心下痞硬，噫气不除者"，全方有健脾化痰、和胃降逆之功。本案患者即是属于脾虚生痰，痰阻气机，致使胃气上逆。病机与旋覆代赭汤相合，故可用旋覆代赭汤加减治疗。方中加茯苓以健脾化痰，加砂仁、厚朴以理气降逆。二诊时患者仍有胀满，考虑为脾虚导致，故加大补气药用量，经曰"塞因塞用"，是其治也。又加佛手理气和胃，药对病证，故药后病愈。

张锡纯肝病治法

【原解】

张锡纯先生在《医学衷中参西录》中对肝病治法有专篇论述，余论散见于各篇章中。通过书中论述可知张先生治疗肝病经验丰富，见解独到。今概述其要如下。

一、肝脏生理病理

1. 肝胆与脾胃相助为理

张先生说："究之肝胆之为用，实能与脾胃相助为理。因五行为理，木能侮土，木亦能疏土也……胆汁入于小肠，能助小肠消化食物，此亦木能疏土之理。小肠与胃腑一体相连，亦可做土论。胆汁者，原由肝中回血管之血化出，而注之于胆，实得甲乙木气之全，是以在小肠中能化胃中不能消化之食，其疏土之效愈捷也。"又说："肝脾者，相助为理之脏也。人多谓肝木过盛可以克伤脾土，即不能消食。不知肝木过弱不能疏通脾土，亦不能消食。盖肝之系下连气海，兼有相火寄生其中。为其连气海也，可代元气布化，脾胃之健运实资其辅助。为其寄生相火也，可借火以生土，脾胃之饮食更赖之熟腐，故曰肝与脾相助为理之脏也。"由上之论，我们可知肝胆与脾胃实为相助为理之脏。

2. 肝为元气萌芽之脏

张先生认为，肝为"人身元气萌芽之脏"，"气化发生之始"，"人之元气，根基于肾，萌芽于肝，培养于脾"，这些论述为张先生元气虚极急需敛肝提供了理论依据。

3. 提出肝气虚证

张先生在《医学衷中参西录》一书中多次提到"肝气虚弱""肝虚"等词。如在《黄芪解》中说："愚自临证以来，凡遇肝气虚弱不能条达，用一切补肝之药皆不效，重用黄芪为主，而少佐以理气之品，服之覆杯即见效验。彼谓肝虚无补法者，原非见道之言也。"由上可知，张先生认为确有肝气虚证，此为中医肝脏理论的又一补充说明。

二、肝病治法

1. 升脾降胃，可以理肝

张先生说："欲治肝者，原当升脾降胃，培养中宫，俾中宫气化敦厚，以听肝木之自理，即有时少用理肝之药，亦不过为调理脾胃剂中辅佐之品。所以然者，五行之土原能包括金、木、水、火四行，人之脾胃属土，其气化之敷布，亦能包括金、木、水、火诸脏腑。所以脾气上行则肝气自随之上升，胃气下行则胆火自随之下降也。"又举《内经》论厥阴治法中有"调其中气，使之平和"之语，还有仲景《伤寒论》厥阴治法中吴茱萸汤和及少阳治法中小柴胡汤，二方中皆有人参、半夏、大枣、生姜、甘草，此皆为调和脾胃之要药。由此推知，升脾降胃即可理肝为确论之理。

2. 元气虚极欲脱者，急需敛肝

张先生认为："凡人元气之脱，皆脱在肝。故人虚极者，其肝风必先动，肝风动，即元气欲脱之兆也。""夫暴脱之证，其所脱者元气也，凡元气之上脱必由于肝。"又说："元气之上行，原由肝而敷布，而元气之上脱，亦即由肝而疏泄也。"还进一步分析说："有至要之证，其病因不尽在肝，宜先注意于肝者。元气之虚而欲上脱者是也。其病状多大汗不止……"治疗之法，"需重用敛肝之品，使肝不疏泄，既能杜塞元气将脱之路"，或"当用酸敛之品直趋肝脏以收敛之，再用补助气分之药辅之"，且书中论后还附有很多验案佐证以说明此理。

3. 西医脑气筋病之治，取金能制木之理，佐以清肝、润肝之品

张先生说："举凡惊痫、癫狂、眩晕、脑充血诸证西人所谓脑气筋者，皆与肝经有涉。盖人之脑气筋发源于肾，而分派于督脉，系淡灰色之细筋。肝原主筋，肝又为肾行气，故脑气筋之病实与肝脏有密切关系也。治此等证者，当取五行金能制木之理，而多用五金之品以镇之，而佐以清肝、润肝之品。俾肝经风定火熄，而脑气筋亦自循其常度，不至有种种诸病也。若目前不能速愈者，亦宜调补脾胃之药佐之，而后金属及寒凉之品可久服无弊。且诸症多系夹有痰涎，脾胃之升降自若而痰涎自消也。"由是可知，西医脑气筋病辨证为肝实证者，当以上法而治。另外，论中还列举有对证方药，可供借鉴。

三、肝病用药新解及创制新方

1. 用药方面

张先生用药也有很多新解，例如肝气虚用黄芪、山茱萸；疏肝用柴胡、桂枝、川芎、茵陈、生麦芽；镇肝用赭石、铁锈水；敛肝用山茱萸、生龙骨、生牡蛎等。

2. 方药方面

张先生还创制了很多新方来治疗肝病，例如用新拟和肝丸来治疗肝脾不和证，用培脾舒肝汤治疗木郁乘土证，用金铃泻肝汤治疗肝郁血瘀证，还有用镇肝熄风汤治疗肝阳上亢导致的类中风证等。

【心解】

肝脏之论，首推《内经》，综其要曰："肝者，将军之官，谋虑出焉。""肝者，罢极之本，魂之居也。""肝藏血，血舍魂。""土得木而达。""诸风掉眩，皆属于肝。"又曰："肝苦急，急食甘以缓之。""肝欲散，急食辛以散之，用辛补之，酸泻之。"谈及肝之生理病理及治法。及至仲景，又创有厥阴、少阳篇之论，立有和解少阳之小柴胡汤、温肝散寒之吴茱萸汤、调和肝脾之四逆散等方，开肝病证治之先河。唐宋以降，各家于肝病多有补充和发挥，强调实用。明清以来，名师辈出，王旭高更是独具只眼，创治肝三十法，得肝病之要旨。至此，肝病之治，条分而缕析。

张先生于肝病亦多有创见。如提出肝气虚证，用黄芪、桂枝、山茱萸以补之。若虚极致元气暴脱，又重用山茱萸、生龙骨、生牡蛎以敛之。若遇肝阳上亢，需用生龙骨、生牡蛎、赭石以镇之，又用生麦芽、茵陈以疏解之。张先生认为肝脾为互理互助之脏，并结合临证加以解析，又创有肝脾双理丸以调治。此外，其还从肝论治脑病、中风、妇科、儿科、肢体疼痛等病证，见解独到，可以师法。

关于肝病治疗，今整理部分体会与同道参考，简概如下。

一、肝脏生理病理

《临证指南医案》华岫云曰："肝为风木之脏，相火内寄，体阴用阳，其性刚，主动主升，全赖肾水以涵之，血液以濡之，肺金清肃下降之令以平之，中宫敦阜之土气以培之。"此段言肝脏之生理最为明确。生理既明，病理如何？一言以蔽之，虚实而已。实者何？因肝属风木，体阴而用阳，主动主升，故易生实证、热证、阳证。如肝失疏泄，易生气滞、气逆或血瘀等；又如肝火或肝阳亢盛，上犯脑窍，可乘脾甚至刑金。虚证何？如肝阴不足或肝血亏虚，则阴不敛阳，易致阴虚（或血虚）阳亢，重者可导致阴虚风动。若肝气虚弱不能疏土，易致脘腹胀满等。此外，对于虚实夹杂证，又宜两法并用，清补兼施。

二、肝病治法

肝病治法繁多，扼其要为：实者宜泻，虚者宜养，亢者宜潜，郁者宜疏。实者宜泻是指对于肝病实证如肝经热盛、肝风内动、阳证黄疸、肝胆湿热、瘀血阻滞、水湿停聚等采用攻泻的方法，例如清泻肝火法、凉肝息风法、清利湿热法等。虚者宜补是指对于肝病虚证如肝阴不足、肝血亏虚、肝气虚弱等采用补养的方法，例如滋补肝阴法、养血柔肝法、补气养肝法等。亢者宜潜是指对于肝阳上亢证如阴虚阳亢、上盛下虚等采用平肝潜阳的方法，例如养阴息风法、平肝潜阳法等。郁者宜疏是指对于肝病郁证如肝郁气滞、肝血郁结、肝郁脾虚等采用疏解的方法，例如疏肝理气法、疏肝活血法、调肝健脾法等。以上四则虽不能完全囊括肝病治则，但具有提纲挈领之用。清代名医王旭高治肝从"肝气""肝阳""肝火""肝寒"论治，深得治肝要义，可资借鉴。总之，肝病治法宜条分缕析，使初学者容易掌握。需注意的是，肝病治法虽分条容易，但临证实难，因肝病最杂，治法最广。比如肝病日久或重病后期常多证兼夹，虚实并见，诸脏同病。非积累多年丰富经验者，很难奏效。所以，治疗肝病，需常学习、多总结，常抓不懈，才不至于误病。

三、肝病用药

1. 养肝保肝常用灵芝、黄精

肝病日久常耗伤人体正气，致五脏虚弱。灵芝、黄精二药皆有安五脏六腑、补五劳七伤之功，对于肝病日久耗伤正气，致使诸脏虚弱时用之最为恰当。此外，此二药不但可养肝，而且还可保肝。现代研究也表明黄精、灵芝及其复方都有很好的保肝作用。因二药力弱，临床应用时需久服方能建功。一般常用量30g左右。

2. 软坚散结常用鳖甲、龟甲、穿山甲

肝硬化患者中后期常出现胁下肿块，属"癥瘕""积聚"范畴。对于此病，在方中加入醋鳖甲、醋龟甲、醋穿山甲一种或二种以软坚散结，收效颇好。研究表明，醋鳖甲、醋龟甲、醋穿山甲等药对于人体内的增生性疾病（如胃息肉、胆囊息肉等）或微小肿瘤（如小的子宫肌瘤等），也有很好的疗效。据临证体会，三药皆有软坚散结之能，其中穿山甲之力最大（现国家禁止使用，可用其余二药代替），余二药次之。一般鳖甲和龟甲用量30g左右，醋穿山甲粉3～5g冲服。

3. 疏肝和胃常用佛手、香橼

肝郁气滞证以肝失疏泄和胃失和降的症状为主，对于轻症，我们常

以佛手、香橼合用治之。此二药皆有疏肝理气、和胃止痛之功，又善化湿痰，常相伍为用。并且，二药温而不燥，祛邪而不容易伤正，对于老弱妇儿，最为合适，一般用量为10g左右。

4. 镇肝潜阳常用生龙骨、生牡蛎、生磁石

对于水不涵木，阴虚阳亢所致的头晕目眩等症，我们常用生龙骨、生牡蛎、生磁石治之。此处取镇肝熄风汤方义，若方中加入生磁石疗效更佳，一般用量15～30g。

5. 凉肝常用羚羊角、蝉蜕

对于肝热化风或阴虚火旺动风者，用羚羊角、蝉蜕治之，疗效颇佳。二药性皆微寒，凉中能散，具清热透热之功，且用量多时一般也无寒凉之弊，对于小儿、老人高热动风者，最为合适。羚羊角一般用量为1～3g，研粉冲服；蝉蜕一般用量为5～10g，煎服。

【典型医案】

案一　肝脾虚弱、阳气不足、气虚血瘀案

李某，女，45岁，2010年6月15日诊。

主因"多汗3年"来诊。患者3年来一直出汗较多，近1个月来尤其明显，常伴有畏寒肢冷、小腹怕冷。来诊时患者汗多不断，肢体疼痛，畏风怕冷，身体倦怠乏力，大便溏薄，月经量少。观其面色暗黄，舌淡暗，苔白。诊脉呈弦细之象。

辨证： 脾胃虚弱，阳气不足，气虚血瘀

治法： 补气健脾，温阳散寒，益气化瘀

处方： 党参10g，干姜6g，炮姜6g，炒白术15g，茯苓10g，炙甘草6g，醋香附10g，当归10g，熟地黄10g，川芎10g，赤芍10g，生龙骨30g，生牡蛎30g，山茱萸10g，杜仲10g，益母草30g。7剂，水煎400mL，分早晚2次温服，日1剂。

二诊（6月22日）：出汗多减轻，倦怠乏力亦见好转，仍有肢痛畏风，左脉弦细之象明显。乃知伴有肝气虚弱，前方出入：黄芪20g，党

参 10g，桂枝 10g，炮姜 6g，炒白术 15g，炙甘草 6g，醋香附 10g，当归 10g，熟地黄 10g，川芎 10g，赤芍 10g，生龙骨 30g，生牡蛎 30g，山茱萸 10g，杜仲 10g，益母草 30g。7 剂，水煎服。

三诊（6 月 29 日）：诸症减轻，前方稍有增减，又取 14 剂。

药后基本痊愈。

按：首诊时据患者舌、脉、症，应辨证为脾胃虚弱，阳气不足，气虚血瘀。故治疗以补气健脾、温阳散寒、益气化瘀为法。方用八珍汤加生龙骨、生牡蛎、山茱萸出入，药后患者病情缓解。生龙骨、生牡蛎、山茱萸为张锡纯先生常用敛汗之药物，确有疗效，临证可酌情选用。二诊时根据患者肢痛畏风，左脉弦细，乃知伴有肝气虚弱，故而加黄芪、桂枝以补肝气。全方气血并补、温阳散寒，兼有补肝气、养肝血之效。药对病证，故能药后病愈。

案二 肝气郁结，气虚血瘀案

王某，男，55 岁，2003 年 11 月 12 日诊。

患者有肝硬化病史多年，一直未见加重。近半年来时有右胁胀痛不舒，如压重物感，触之右胁下有癥块，剑突下 2cm 左右，脘满纳呆，形瘦肚腹大。舌紫暗，苔薄白，脉弦细。腹部彩超示：肝硬化，少量腹水。

辨证：肝郁脾虚，胃失和降，气虚血瘀，水饮停滞

治法：疏肝健脾和胃，益气化瘀，利水消肿

处方：鳖甲 30g，炮穿山甲 10g，桃仁 10g，三棱 10g，莪术 10g，党参 30g，白术 15g，沉香 5g，佛手 10g，香橼 10g，茯苓 30g，枳壳 15g，鸡内金 10g，当归 15g，白芍 15g，泽泻 15g。7 剂，水煎 450mL，分早中晚 3 次饭后温服，日 1 剂。

二诊（11 月 19 日）：胁胀痛减，脘满亦减，纳增，尿量增多，舌脉如前。上方加柴胡 10g，取 14 剂。

三诊（12 月 5 日）：已无胁胀，稍有脘满。上方加陈皮 10g，又取 14 剂。

四诊（12月18日）：诸症皆失，肚腹见小，舌暗，脉弦亦有缓和之象。改处方如下：鳖甲15g，炮穿山甲5g，桃仁10g，三棱10g，莪术10g，党参10g，白术10g，沉香3g，佛手10g，香橼10g，茯苓15g，枳壳10g，当归10g，白芍15g，泽泻15g，陈皮6g。取30剂。

五诊（2004年1月17日）：服上方30余剂后，复查腹部彩超未报有腹水，胁肋下触之已不痛，未触及肿大肝脏。上方又取14剂。

后经其他病友告知，患者2年病未复发。

按：依据肝硬化病史多年，近期出现右胁胀痛不舒，如压重物，触之胁下有癥块，加之舌紫暗、脉弦可诊为肝郁血瘀证。据脘满纳呆、形瘦肚腹大、苔白、脉细可知兼有脾胃失和，水饮内停。结合患者腹部彩超检查，可知此案患者为肝硬化后期肝郁脾虚、胃失和降、气虚血瘀、水饮停滞之证，所幸的是此时患者腹水并不太多，既往身体正气虚不太甚，尚有挽回之机。故上方中以鳖甲、炮穿山甲软坚散结；桃仁、三棱、莪术活血化瘀；当归、白芍活血之中兼可养血柔肝；党参、白术、茯苓、泽泻健脾利水；沉香、枳壳疏肝理气；香橼、佛手理气和胃；鸡内金消食助运。诸药并用共奏疏肝健脾和胃、益气化瘀、利水消肿之功效。二诊中加柴胡以增加疏肝之力。三诊中加陈皮以理气除胀。四诊处方用药与一诊用意相同，因患者病邪已减，故减药物用量。

需要注意的是，方中鳖甲、党参、茯苓用量都比较大。依据临证体会，对于肝硬化导致肝脾肿大的患者，鳖甲用至30g才能取得较好的软坚散结作用。对于肝硬化后期出现脾虚腹水的患者，党参需用30g方能取得益气健脾效果，茯苓用至30g才会取得健脾利水的功效，一家之言，供大家参考。

张锡纯肺病治法

【原解】

张先生在《医学衷中参西录》中论治肺病可谓最为详细，多篇章节对肺痈、肺痿、肺劳喘嗽、肺结核等病有详细的论治，对于肺病治法又有专篇论述，今简概如下。

一、外感肺病

1. 肺病外感初期

张先生治疗肺病，每以病因立论，务求探本穷源。张先生认为："肺病无论内伤、外感，大抵皆有发热之证，而后酿成肺病。诚以肺为娇脏，且属金，最畏火刑故也。"外邪袭肺之初，张先生解析说："有如肺主皮毛，外感风邪有时自皮毛袭入肺脏，阻塞气化，即暗生内热，而皮毛为风邪所束，不能由皮毛排出炭气，则肺中不但生热，而且酿毒，肺病即由此起点。其初起之时，或时时咳嗽，吐痰多有水泡；或周身多有疼处，舌有白苔；或时觉心中发热，其脉象恒浮而有力。可先用西药阿司匹林一瓦，白糖冲水送下，俾周身得汗；继用玄参、天花粉各五钱，金银花、川贝母各三钱，硼砂八分（研细分两次送服），粉甘草细末三钱（分两次送服），煎汤服。再每日用阿司匹林一瓦，分三次服，白糖水送下，勿令出汗，此三次中或一次，微有汗者亦佳。如此服数日，热不退者，可于汤药中加生石膏七八钱。若不用石膏，或用汤药送服西药安知歇貌林半瓦亦可。"又谓："若此时不治，病浸加剧，吐痰色白而黏，或带腥臭，此时亦可先用阿司匹林汗之。然恐其身体虚弱，不堪发汗，宜用生怀山药一两或七八钱煮作茶汤，送服阿司匹林半瓦，俾服后微似有汗即可。仍用前汤药送服粉甘草细末、三七细末各一钱，煎渣时再送服二药如前。仍兼用阿司匹林三分之一瓦，白糖冲水送下，或生怀山药细末四五钱煮茶汤送下，日两次。其嗽不止者，可用山药所煮茶汤送服川贝细末三钱。山药煮作茶汤，其味微酸，欲其适口可少调以白糖或柿霜皆可。若不欲吃茶汤者，可用生山药片，将其分量加倍，煮取清汤，以代茶汤饮之。"可知，外邪袭肺之初，张先生认为应先用阿司匹林发汗，继则以扶正、清热、解毒、化痰之药治之。

2. 肺病成痈脓期

张先生认为肺病初期治不及时，或诊治不当，或外邪伏肺，均可致肺病加剧，酿脓成痈。如外邪袭肺不治，张先生解析道："若此时不治，病又加剧，时时咳吐脓血，此肺病已至三期，非寻常药饵所能疗矣。必用中药极贵重之品，若徐灵胎所谓用清凉之药以清其火，滋润之药以养其血，滑降之药以祛其痰，芳香之药以通其气，更以珠黄之药解其毒，金石之药填其空，兼数法而行之，屡试必效。"方宜用清凉华盖饮加牛蒡子、瓜蒌仁以泻其脓，三七以止其血。另外，遇肺痈咳吐脓血者，汤药之外兼服犀黄丸，效验异常。此外，张先生又用离中丹（处方由生石膏、朱砂末、甘草组成）治肺病发热，咳吐脓血。对于外感伏邪入里化热，张先生说："如外感伏邪伏膈膜之下，久而入胃，其热上熏肺脏，以致成肺病者，其咳嗽吐痰始则稠黏，继则腥臭，其舌苔或白而微黄，其心中燥热，头目昏眩，脉象滑实，多右胜于左。宜用生石膏一两，玄参、花粉、生怀山药各六钱，知母、牛蒡子各三钱，煎汤，送服甘草、三七细末如前。再用阿司匹林三分之一瓦，白糖水送服，日两次。若其热不退，大便不滑泄者，石膏可以加重。"由上可知，张先生对肺病成痈脓期，治疗以清热解毒、化瘀消痈为主，伴咳血者，又兼以凉血止血。

二、内伤肺病

肺病又有由内伤所致者，张先生说："至于肺病由于内伤，亦非一致。"

1. 脾胃伤损，饮食减少，土不生金而致肺病者

张先生说："有因脾胃伤损，饮食减少，土虚不能生金，致成肺病者。盖脾胃虚损之人，多因肝木横恣，侮克脾土，致胃中饮食不化精液，转多化痰涎，溢于膈上，黏滞肺叶作咳嗽，久则伤肺，此定理也。且饮食少则虚热易生，肝中所寄之相火，因肝木横恣，更挟虚热而刑肺，于斯上焦恒觉烦热，吐痰始则黏滞，继则腥臭，胁下时或作疼，其脉弦而有力，或弦而兼数，重按不实。方用生怀山药一两，玄参、沙参、生杭芍、柏子仁（炒不去油）各四钱，金银花二钱，煎汤，送服三七细末一钱，西药白布圣二瓦。汤药煎渣时，亦如此送服。若至咳吐脓血，亦宜服此方，兼服犀黄丸。或因服犀黄丸，减去三七亦可。至白布圣，则不可减去，以其大有助脾胃消化之力也。然亦不必与汤药同时服，每于饭后迟一句钟服之更佳。"可知，张先生认为脾胃伤损导致内伤肺病者，对可用培土生金、养阴清肺之法治之。

2. 肾阴亏损而致肺病者

张先生说："有因肾阴亏损而致成肺病者。盖肾与肺为子母之脏，子虚必吸母之气化以自救，肺之气化即暗耗。且肾为水脏，水虚不能镇火，火必妄动而刑金。其人日晚潮热、咳嗽、懒食，或干咳无痰，或吐痰腥臭，或兼喘促，其脉细数无力。方用生山药一两，大熟地、甘枸杞、柏子仁各五钱，玄参、沙参各四钱，金银花、川贝各三钱，煎汤送服甘草、三七细末如前。若咳吐脓血者，去熟地，加牛蒡子、蒌仁各三钱，亦宜兼服犀黄丸。若服药后脉之数者不能渐缓，亦可兼服阿司匹林，日两次，每次三分之一瓦。"对于出汗多者，又补充说："若其人每日出汗者，无论其病因为内伤、外感、虚热、实热，皆宜于所服汤药中加生龙骨、生牡蛎、净山萸肉各数钱。或研服好朱砂五分，亦可止汗，盖以汗为心液，朱砂能凉心血，故能止汗也。"可见，张先生对于肾阴亏虚而致肺病暗耗者，则用补肾养阴、清肺止咳之法而治之。

3. 吐血、衄血，阴血伤损，或血瘀经络久而生热而致肺病者

张先生谓："有其人素患吐血、衄血，阴血伤损，多生内热；或医者用药失宜，强止其血，俾血瘀经络亦久而生热，以致成肺病者。其人心中发闷发热，或有疼时，懒于饮食，咳嗽短气，吐痰腥臭，其脉弦硬，或弦而兼数。方用生怀山药一两，玄参、天冬各五钱，当归、生杭芍、乳香、没药各三钱，远志、甘草、生桃仁各二钱，煎汤，送服三七细末钱半，煎渣时亦送服钱半。盖三七之性，不但善止血，且善化瘀血也。若咳吐脓血者，亦宜于服汤药之外兼服犀黄丸。"可知，张先生对于吐血、衄血，阴血伤损，血瘀经络久而生热，以致成肺病者，治以以养阴清热，活血化瘀之法。

张先生论后又另附有清金益气汤、清金解毒汤二首验方，以备医者采用。清金益气汤主治肺脏虚损，尪羸少气，劳热咳嗽，肺痿失音，频吐痰涎，一切肺金虚损之病。方用生黄芪、生地黄、知母、粉甘草、玄参、沙参、牛蒡子、川贝母。清金解毒汤主治肺脏损烂，或将成肺痈，或咳嗽吐脓血者，脉象见虚弱者，又兼治肺结核。方用生黄芪、生明乳香、生明没药、粉甘草、玄参、沙参、牛蒡子、贝母、知母、三七。若脉象不虚者，去黄芪，加金银花。

内伤肺病致虚损者，张先生又擅长以廉便验方治之。如治肺病虚劳证，阴虚见痰中带血者，其常用二鲜饮（鲜白茅根四两、鲜藕四两）煮汁代茶饮之。兼有虚热者，二鲜饮又加鲜小蓟根二两（取名三鲜饮）煮汁代茶饮之。又如治劳瘵发热，张先生用一味薯蓣饮，煎汁代茶饮之。其他如珠玉二宝粥治虚热劳嗽，水晶桃治肺肾两虚喘嗽等，皆简便而廉验，小方治大病也。

三、肺痨

张先生解析肺痨说："西人谓，痨证因肺体生坚粒如沙，名都比加力（肺结核）。或在左肺，或在右肺，或左右俱有，右多过左，上多过下。先生多小粒，在肺本体内，渐合为一大粒。久而溃烂成穴，穴有大小，有肺体全坏者。病原或因父母延累性质，易患此证；或因身虚居处湿地，衣服单薄冷风吹袭；或天时寒热骤变；或热地人迁居冷地；或食物不足；或屋内臭浊不通风气；或辛苦劳倦；或房事过度；或饮酒过度；在女子或漏经带下，或哺婴儿太久。男子患此证，每在十五岁以上，三十岁以下。病状先干嗽，或有血呛出，渐至气短促，行动呼吸更促，困倦无精神，手足疲软赢瘦，颈变细长，胸膈变窄，略有勤苦则汗出泄泻，食物不化，夜寐不安，心跳，多痰，脉微细而数。或咳血胸膈时疼，声音不清，久则哑，手指末节生大甲弯曲。以听筒模式，觉有声自溃穴泄出。夜晚颜色鲜红，早期多冷汗。舌苔先白后红，或吐痰稠黏与脓相间。"调护之法，张先生说："法令其改变习气，勿居湿地，勿过劳辛，勿太烦怒，勿提举重物，勿贪色欲，勿饮酒过度；宜散步间适游玩怡情，迁徙他处，变易水土，所居之室开户牖以通外气，着绵当令胸背常暖，频用两臂前后开合，令胸肺舒张呼吸大通，更用醋酸水洗颈前胸膈各处，布巾擦之令热。"治疗之法，张先生曰："大概以祛痰、止血、敛汗、止泻、滋阴、清热、安身为主。""以滋阴补肺，消除毒菌为要务。"具体而言：①自肾传肺者，以大滋真阴为主，清肺理痰为佐，方用醴泉饮；②自肺传肾者，以清肺理痰为主，滋补真阴为佐，方用参麦汤；③肺肾同病、累及脾胃者，宜肺肾双补，兼理脾胃，方用滋培汤。对于发热之证，宜合用阿司匹林。肺痨为古之难症之一，张先生对于此病的起因、病机、治法及预防之法，都进行了详细的解析，还借用西医学病理说明，确有可取之处。

综上，张先生关于肺病治法，首先解析初感外邪、邪初入里及完全入里的病机和治法，进而论及外感伏邪的病机和治法，最后分析内伤肺病中土虚不能生金，木火刑金，子盗母气，阴血伤损、血瘀经络及汗出过多的病机和治法，可谓理、法、方、药详尽完备。张先生还在书中详解了肺痨的病理、预防及治疗之法，详尽又透彻。更难能可贵的是，张先生汇通中西，不但解析其理，还联用中西药物，不愧是中西医学结合的先驱。

【心解】

肺病之治，古人论之最详。《内经》曰"肺者，五脏六腑之盖也""肺者，相傅之官，治节出焉""诸气者，皆属于肺"等，又有《咳论》专篇，奠定后世肺病之理论基础。及至《伤寒杂病论》出，又有咳嗽、咳喘、肺痿、肺痈等证治，理法方药备矣！之后又有《巢氏病源》论及病机，《孙氏千金》谈到辨治，又是对前人之发展补充。明清以来，景岳分肺病咳嗽为外感与内伤，可谓得其要矣。

张先生论治肺病，较为全面地论述了肺痈、肺痿、肺痨、喘嗽等病的治法及方药。在肺病治法中，张先生把肺病又分为外感初期、肺痈脓期、内伤肺病，病因病机及治法方药解析详备，并兼中西之治，独具特色，实为临证之一助也。

临证体会，肺病之治，宜分外感与内伤，虚实与寒热，如此则能提纲而挈领，治得其要矣。外感之邪，袭表犯肺者最多；内伤之病，久则伤肺者亦不少。外感者何？因肺为"娇脏"，故其在外春易感风，夏易感热，秋易感燥，冬易感寒，也常有兼而感之者，如风寒、风燥等。内伤者何？有外邪入里化热伤肺者，如肺痈成痈期，溃脓期等；又有肺脏本病者，如禀赋素弱，肺气不足等；或为七情所伤者，如悲思伤肺，致气机逆乱等；或为他脏所致者，如肝火犯肺等。此皆内伤之病也。虚实者何？一般而言，初病肺病多实，久病则虚，也有虚实兼夹者。如肺病外感多表实，痰热壅盛、痰浊阻肺等多里实；久病致肺阴亏虚，肺气不足为里虚。寒热者何？依据舌、脉、症可辨矣。痰色白稀，舌淡、苔白、脉细或弦者，寒也；痰色黄黏，舌红、苔黄、脉滑或滑数者，热也。然究之肺病病机皆为肺失宣降，肺气上逆。治疗上，外感者宜疏、宜解、宜散，内伤者则据具体病机，或清热排脓，或疏解情志，或治其本脏，兼治他脏等。实者宜清宜散，虚者宜补宜敛，若虚实兼有，则补（或敛）清（或散）并施。方药方面，如治疗外寒内饮证或久病咳喘证，常以小青龙汤加减；治疗外寒里热证常以麻杏石甘汤化裁；治疗寒痰蕴肺证常以射干麻黄汤出入等。肺病之治，仲景方实用且高效，后世医家也多是在经方的基础上，继承发展而有所创新的。所以，我们学习治疗肺病，应该理清治疗源流，明白各家精华之处是什么，这样才能思路清晰，治得要领。当然，肺病治法，错综繁杂，绝非几语可以言明，具体治疗时，应根据具体病情辨证施治。

关于肺病用药有以下几味使用频率较高，与同道分享体会如下。

一、麻黄

辛温，微苦，入肺与膀胱经，为宣肺之代表药。其功用有三：一者，发散风寒以解表是也；二者，宣发肺气以平喘是也；三者，因肺气得宣，肾气得降，可利水消肿也。此外，因其味辛性温，能行能散，故还能散阴疽、消癥结也。其常用配伍有以下几种。

1. 麻黄配桂枝

两者皆辛温，功长于发汗解表，善治风寒表实无汗者。

2. 麻黄配杏仁

两者一宣一降，功能宣肺平喘，常用来治疗肺失宣降的咳喘诸证。

3. 麻黄配石膏

两者一宣一清，功能宣肺平喘、清热泻火，常用来治疗肺热咳喘者。

4. 麻黄配细辛

两者一宣一温，功能解表散寒、温肺化饮，常用来治疗咳喘属外寒内饮者。

二、石膏

辛甘，微寒，入肺、胃经。常用功用有三：一者，善清热解肌，清气分之热。凡气分实热，或肌肤郁热等见高热不退者，皆可清之。二者，善清肺胃之热。凡肺经热盛见咳喘高热，或胃火炽盛见胃热上攻、牙龈肿痛、面热潮红等，皆能泻之。三者，煅用能收湿敛疮。凡湿疹、疮疡溃后不敛、水火烫伤，皆可治之。其常用配伍有以下几种。

1. 石膏配麻黄

功用见麻黄。

2. 石膏配知母

功能清热泻火，常用于肺胃火盛所致的壮热烦渴、面赤头痛等。

3. 石膏配竹叶

功能清热除烦，常用于热病后期，余热未尽、心烦不眠等。

4. 石膏配人参

功能清热、益气、生津，常用于外感病后气分热盛、气津两伤者。

三、细辛

辛温，有小毒，入肺、肾、心经。因其根细而味辛，故名细辛。细辛有通阳气、散寒结的功效，是很好的温里散寒药。此药通阳散寒，不同于别药，脏腑、肌腠、关节、表皮，不论新旧，有寒者皆能散之。如能治风寒头痛、关节疼痛，又能温肺止咳、宣通鼻窍等，此皆得于其温阳散寒之功也。细辛，《本经》列为上品，估计指其治疗效果而言。载其"主咳逆上气，头痛脑动，百节拘挛，风湿痹痛，死肌"，也因其有温阳散寒之能。其常用配伍有以下几种。

1. 细辛配麻黄

功用见麻黄。

2. 细辛配干姜

功能温肺化饮，常用寒饮阻肺之咳喘证。

3. 细辛配石膏

功能泻火止痛，常用于胃火牙痛、风热头痛等。

【**典型医案**】

案一 肺阴亏虚，气不摄血案（支气管扩张）

李某，男，65 岁，2015 年 10 月 13 日诊。

主因"咳血 1 周"来诊。患者 2 周前因感冒发热而出现咳嗽、咳血，自服抗生素后，发热已退，咳嗽已减，1周来仍有咳血。支气管扩张病史已有20年，平素调养尚可。现症：咳血，量不甚多，色鲜红，偶有气短多汗，舌干不舒。大便稍干，纳食欠佳。舌红，少苔，脉细数。

辨证：肺阴亏虚，气不摄血

治法：养阴润燥，补气摄血

处方：太子参15g，山药20g，沙参10g，麦冬10g，生地黄10g，陈皮10g，阿胶6g，火麻仁15g，川贝母粉6g（冲），三七粉3g（冲），白及10g，当归10g，炙甘草6g。7剂，水煎600mL，分早中晚3次温服，日1剂。

二诊（10月20日）：咳血已止，气短已减，大便已畅，仍有多汗，咽干。前方加五味子6g，石膏15g，又取7剂。

药后病愈。

按：支气管扩张以咳痰、咳血为主要临床表现，常在感染后发作。本案患者即在感染以后发作，此时秋季，正值燥邪当令，燥邪伤肺出现咳痰、咳血等症状。依据舌、脉、症应辨证为肺阴亏虚，气不摄血。治疗以养阴润燥、补气摄血为法。上方即以太子参、山药补气；以麦冬、沙参、生地黄养阴润燥；以阿胶、三七、白及养血止血；以川贝母润肺化痰止咳；以火麻仁润肠通便；以陈皮理气化痰，防养阴药之滋腻；以甘草调和诸药。二诊时，加五味子养阴敛汗；加石膏以清肺热。证对药准，故2周而病愈。

需要指出的是，白及、三七对于肺病咳血有很好的止血作用。如《本经逢原》曰："白及性涩而收，得秋金之气，故能入肺止血。"《本草汇言》曰："白及，敛气、渗痰、止血、消痈之药也。此药质极黏腻，性极收涩，味苦气寒，善入肺经。凡肺叶破损，因热壅血瘀而成疾者，以此研末日服，能坚敛肺脏，封填破损，痈肿可消，溃破可托，死肌可去，脓血可洁，有托旧生新之妙用也。"可见，白及是一味很好的治疗肺病咳血的良药。

案二 风寒袭表，寒饮内停案

李某，男，52岁，2008年6月30日诊。

反复咳喘多年，秋冬季节变化时更易复发。此次3日前又因感寒，咳喘不得卧，活动则加剧伴汗出，咳吐白稀痰，纳少，尿少，下肢水肿，偶心悸，畏寒喜暖。舌淡暗，苔白，脉沉弦。既往慢性支气管炎病史10年，曾多次住院治疗。于我院查胸部CT示：双肺炎性病变，肺气肿。

辨证：寒邪袭表，痰饮内停

治法：散寒温阳化饮

处方：麻黄10g，桂枝10g，干姜10g，半夏10g，细辛6g，五味子6g，白芍10g，杏仁10g，炙甘草10g，当归15g，茯苓15g，泽泻10g，陈皮6g，白术10g。7剂，水煎450mL，分早中晚3次温服，日1剂。

二诊（7月9日）：喘已不明显，咳少量白稀痰，纳增，下肢水肿减轻，脉较前有力。原方麻黄改为炙麻黄10g，继服7剂。

三诊（7月18日）：已不咳喘，活动多则乏力明显，纳食尚可，二便正常。舌淡，苔白，脉转小弦。上方去炙麻黄、杏仁、细辛、泽泻，改桂枝为6g，加党参10g，麦冬10g，枳壳6g。又服14剂善后。

服药完后，来电告知基本痊愈，可适当做些家务，嘱其注意天气冷暖变化。

按：咳喘之证，较为难治，因其反复发作，进而逐渐加重，终归不治。所以减少发作次数是治疗本病之关键。其治法发作期治疗以祛邪为主，缓解期以固本为主，但无论发作期还是缓解期都不能忘扶正固本，因正气足则可以祛邪。《内经》说"正气存内，邪不可干"即是此意。此案患者依据舌、脉、症诊为寒邪袭表、痰饮内停证。治疗当以散寒温阳化饮为主。临证体会治疗寒饮咳喘常以小青龙汤加减，疗效肯定，上案即是如此。二诊时外感症状已无，故改麻黄为炙麻黄。三诊时患者活动后乏力，可证其本虚明显，故加党参、麦冬益气养阴。因患者已不喘不肿，故去杏仁、泽泻。麻黄、细辛久用辛温耗气，故也去之，桂枝也减少用量。

张锡纯心病治法

【原解】

张锡纯先生心病治法有专篇论述，内容详尽。关于心病治法，张先生说："心者，血脉循环之枢机也。心房一动则周身之脉一动，是以心机亢进，脉象即大而有力，或脉搏更甚数。心脏麻痹，脉象即细而无力，或脉搏更甚迟。是脉不得其平，大抵由心机亢进与心脏麻痹而来。于以知心之病虽多端，实可分心机亢进、心脏麻痹为二大纲。"就其所说梗概如下。

一、论心机亢进之病，病机与治法有以下几端

1. 胃腑之热，上蒸于心

张先生说："有因外感之热炽盛于阳明胃腑之中，上蒸心脏，致心机亢进者，其脉象洪而有力，或脉搏加数，可用大剂白虎汤以清其胃。或更兼肠有燥粪、大便不通者，酌用大、小承气汤以涤其肠。则热由下泄，心机亢进者自得其平矣。"可知，张先生对于胃腑之热上蒸心脏所致心机亢进者，用白虎汤清其胃火，兼肠有燥粪、大便不通者，用大、小承气汤涤其肠，则心机亢进可平。

2. 下焦阴分虚损，君火妄动

张先生说："有下焦阴分虚损，不能与上焦阳分相维系，其心中之君火恒至浮越妄动，以至心机亢进者，其人常苦眩晕，或心疼、目胀、耳鸣，其脉象上盛下虚，或摇摇无根，至数加数。宜治以加味左归饮。方用大熟地、大生地、生怀山药各六钱，干枸杞、怀牛膝、生龙骨、生牡蛎各五钱，净萸肉三钱，云苓片一钱。此壮水之源以制浮游之火，心机

亢进者自归于和平矣。"可知，张先生对于下焦阴分虚损，不能与上焦阳分相维系，心中之君火浮越妄动，而致心机亢进者，其治以加味左归饮，则心机亢进自归于平和。

3. 心阳素旺，胃热上攻

张先生说："有心体之阳素旺，其胃腑又积有实热，复上升以助之，以致心机亢进者，其人虽脉搏有力，而脉搏不数，五心恒作灼热，宜治以咸寒之品。若朴硝、太阴玄精石及西药硫苦皆为对症之药。盖心体属火，味之咸者属水，投以咸寒之品，以寒胜热、水胜火也。"可知，张先生对于心体之阳素旺，又兼胃热上攻，而致心机亢进者，常治以咸寒之品，取寒胜热，水胜火也。

4. 思虑劳神，心火亢盛

张先生说："人之元神藏于脑，人之识神发于心，识神者思虑之神也。人常思虑，其心必多热，以人之神明属阳，思虑多者，其神之阳常常由心发露，遂致心机因热亢进，其人恒多迷惑，其脉多现滑实之象。可用大承气汤以清热降痰，再加赭石、甘遂以助其清热降痰之力。药性虽近猛烈，实能稳建奇功。"可知，张先生对于思虑劳神，心火亢盛，而致心机亢进者，其认为可用大承气汤以清热降痰，再加赭石、甘遂以助之。

5. 金不制木，肝木上干，兼冲气上冲

张先生说："有心机亢进之甚者，其鼓血上行之力甚大，能使脑部之血管至于破裂，《内经》所谓血之与气并走于上之大厥也，亦即西人所谓脑充血之险证也。推此证之原因，实由肝木之气过升，肺金之气失于肃降，则金不制木，肝木之横恣遂上干心脏，以致心机亢进。若更兼冲气上冲，则脉象之弦硬有力更迥异乎寻常矣。当此证之初露朕兆时，必先脑中作疼，或间觉眩晕，或微觉半身不利，或肢体有麻木之处。宜思患预防，当治以清肺、镇肝、敛冲之剂，更重用引血下行之药辅之。连服十余剂或数十剂，其脉象渐变平和，自无意外之患。曾拟建瓴汤一方，屡次用之皆效。即不能治之于预，其人忽然昏倒，须臾能自苏醒

者，大抵脑中血管未甚破裂，急服此汤，皆可保其性命。连服数剂，其头之疼者可以全愈，即脑中血管不复充血，其从前少有破裂之处亦可自愈，而其肢体之痿废者亦可徐徐见效。此方原用铁锈水煎药，若刮取铁锈数钱，或多至两许，与药同煎服更佳。"可知，张先生对于肝气过升，肺失肃降，肝木之横恣上干心脏，以致心机亢进者，治以清肺、镇肝、敛冲之剂，更重用引血下行之药辅之，拟有建瓴汤方治之。

6. 气血虚损，心神失养

张先生说："有非心机亢进而有若心机亢进者，怔忡之证是也。心之本体，原长发动以营运血脉，然无病之人初不觉其动也，惟患怔忡者则时觉心中跳动不安。盖心中之神明原以心中之气血为凭依，有时其气血过于虚损，致神明失其凭依。虽心机之动照常，原分毫未尝亢进，而神明恒若不任其震撼者。此其脉象多微细，或脉搏兼数。宜用山萸肉、酸枣仁、怀山药诸药品以保合其气；龙眼肉、熟地黄、柏子仁诸药以滋养其血；更宜用生龙骨，牡蛎、朱砂诸药以镇安其神明。气分虚甚者可加人参，其血分虚而且热者可加生地黄。"张先生对于气血虚损，心神失养的心机亢进，其用山茱萸、酸枣仁、怀山药诸药以保合其气；龙眼肉、熟地黄、柏子仁诸药以滋养其血；更宜用生龙骨、牡蛎、朱砂诸药以镇安其神明。

7. 心体肿胀，心脉瘀阻

张先生说："有因心体肿胀，或有瘀滞，其心房之门户变为窄小，血之出入致有激荡之力，而心遂因之觉动者，此似心机亢进而亦非心机亢进也。其脉恒为涩象，或更兼迟。宜治以拙拟活络效灵丹加生怀山药、龙眼肉各一两，共煎汤服。或用节菖蒲三两，远志二两，共为细末，每服二钱，红糖冲水送下，日服三次，久当自愈。因菖蒲善开心窍，远志善化瘀滞（因其含有稀盐酸），且二药并用实善调补心脏，而送以红糖水者，亦所以助其血脉流通也。"可知，张先生对于心体肿胀，或有瘀滞者，其治以活络效灵丹加怀山药、龙眼肉煎汤，或用节菖蒲、远志共为细末，红糖水送服。

综之，第 1 ～ 5 条属实证，或实中夹虚，以实为主。第 6 条、第 7 条属虚证，或虚中夹实，以虚为主。

二、心脏麻痹之原因，亦有多端，治法各异

1. 余热未尽，气阴两虚

张先生说："伤寒温病之白虎汤证，其脉皆洪大有力也，若不即时投以白虎汤，脉洪大有力之极，又可渐变为细小无力，此乃由心机亢进而转为心脏麻痹。病候至此，极为凶险，宜急投以大剂白虎加人参汤。将方中人参加倍，煎汤一大碗，分数次温饮下，使药力相继不断，一日连服二剂，庶可挽回……盖外感之热，传入阳明，其热实脉虚者，原宜治以白虎加人参汤（是以伤寒汗吐下后用白虎汤时皆加人参）。然其脉非由实转虚也，至其脉由实转虚，是其心脏为热所伤而麻痹，已成坏证，故用白虎加人参汤时宜将人参加倍，助其心脉之跳动，即可愈其心脏之麻痹也。"可知，张先生对于伤寒温病之后，余热未尽，气阴两虚所致心脏麻痹者，急投以大剂白虎加人参汤，且将方中人参加倍。

2. 心阳虚弱，寒饮扰心

张先生说："有心脏本体之阳薄弱，更兼胃中积有寒饮，溢于膈上，凌逼心脏之阳，不能用事，其心脏渐欲麻痹，脉象异常微细，脉搏异常迟缓者，宜治以拙拟理饮汤。连服十余剂，寒饮消除净尽，心脏之阳自复其初，脉之微弱迟缓者亦自复其常矣。此证间有心中觉热、或周身发热、或耳鸣欲聋之种种反应象，须兼看理饮汤后所载治愈诸案，临证诊断，自无差误。"可知，张先生对于心阳虚弱，寒饮扰心所致心脏麻痹者，治以理饮汤，则心脏自复其初。

3. 毒菌染心，心脏麻痹

张先生说："有心脏为传染之毒菌充塞以至于麻痹者，霍乱证之六脉皆闭者是也。治此证者，宜治其心脏之麻痹，更宜治其心脏之所以麻痹，则兴奋心脏之药，自当与扫除毒菌之药并用，如拙拟之急救回生丹、卫生防疫宝丹是也。此二方中，用樟脑所升之冰片，是兴奋心脏以

除其麻痹；二方中皆有朱砂、薄荷冰，是扫除病毒菌以治心脏之所以麻痹是也。是以无论霍乱之因凉因热，投之皆可奏效也。"可知，张先生对于毒菌染心，心脏麻痹者，投以急救回生丹、卫生防疫宝丹，皆可奏效。

4. 心体虚弱，心神失养

张先生说："有心中神明不得宁静，有若失其凭依，而常惊悸者，此其现象若与心脏麻痹相反，若投以西药麻醉之品，亦可取效于一时。而究其原因，实亦由心体虚弱所致，惟投以强心之剂，乃为根本之治法。当细审其脉，若数而兼滑者，当系心血虚而兼热，宜用龙眼肉、熟地黄诸药补其虚，生地黄、玄参诸药泻其热，再用生龙骨、牡蛎以保合其神明，镇靖其魂魄，其惊悸自除矣。其脉微弱无力者，当系心气虚而莫支，宜用参、术诸药以补其气，兼用生地黄、玄参诸滋阴药以防其因补生热，更用酸枣仁、山茱萸以凝固其神明，收敛其气化，其治法与前条脉弱怔忡者大略相同。特脉弱怔忡者，心机之发动尤能照常，而此则发动力微，而心之本体又不时颤动，犹人之力小任重而身颤也，其心脏弱似较怔忡者尤甚矣。"可知，张先生对于心体本弱，心神失养所致心脏麻痹者，投以强心之剂，治其根本。其具体又分心血虚和心气虚以为治。

5. 心体虚弱，痰饮扰心

张先生说："有其惊悸恒发于夜间，每当交睫甫睡之时，其心中即惊悸而醒，此多因心下停有痰饮。心脏属火，痰饮属水，火畏水迫，故作惊悸也。宜清痰之药与养心之药并用，方用二陈汤加当归、菖蒲、远志，煎汤送服朱砂细末三分。有热者加玄参数钱。自能安枕稳睡而无惊悸矣。"可知，张先生对于心体虚弱，痰饮扰心所致睡中惊悸而醒者，治以用二陈汤加当归、石菖蒲、远志，有热者加玄参数钱。

按先生论心脏麻痹之因，或因病所致，或因本身心肌薄弱。其病机大抵属虚，或虚中夹实，以虚为主。其治法以补为主，而辅以泻热、清痰、收敛等。

【心解】

心病之论，历代论之甚详。《内经》曰："心者，君主之官，神明出焉。""心者，生之本，神之处也。""心者，五脏六腑之大主也。""心主身之血脉。"又曰："心病者，胸中痛……""真心痛，手足青至节。"又曰："心手少阴之脉……为此诸病，盛者泻之，虚者补之。""心痛引背，不得息，刺足少阴，不已，取手少阳。"可见，《内经》已早有生理、病理及诊治之论述。及至仲景论及心病，则有胸痹心痛、心悸等专篇论治，治法有温阳、清心、涤痰（饮）、养阴等多种，方药有桂枝甘草汤、炙甘草汤、栀子豉汤、瓜蒌薤白类方等，极其详尽，开创心病理法方药诊治之先河。后世心病之论更为洋洋大观，此又是对心病论治之补充。

张先生论及心病治法，主要把心病分为心机亢进和心脏麻痹二种。每种都条分缕析，既有病因、病机，又有治法、方药，可谓详尽而清楚。关于治病方药，除治心病方中载有定心汤、安魂汤外，余散见于各篇章中。此外，张先生又根据中医经典并结合西说，详细分析了心脏解剖、生理和病理特点，至今仍有借鉴意义。然临证时，我们如何把握和运用张先生的心病经验呢？我们认为张先生治心病之经验把握以下四点可得其要旨。一者看脉象。如脉洪而有力、脉象上盛下虚、脉多滑实、脉弦硬有力等属脉象有力者，多为实证，是心机亢进。如脉细小无力、脉微细、脉迟缓、脉微弱无力等属脉象无力，多为虚证，是心脏麻痹。另对虚实夹杂者，看何者为主，是实中夹虚，还是虚中夹实，再按其侧重而治。二者识病机。具体看属于心机亢进还是心脏麻痹，然后再分析是属于胃热上攻，或是君火妄动，或是心体虚弱等。三者看症状。脉象不明显者，或不易从脉象着手者，则从症状着手。如惊悸恒发于夜间者，属心下停有痰饮。四者记方药。治法既明，自当以方药辨证为治。张先生治疗心病，创有很多方药，如定心汤、安魂汤等，这些都是先生经验的结晶。曾见有些同学，讲得头头是道，对于方药却掌握不精，治必有偏。古人云，书读百遍，其义自见是也。

从临床症状来看，心病症状主要有心悸、心痛、气喘，三者既有区别又有联系，故而按"心悸""胸痹心痛""心喘"概要心病证治，具有简单易行，提纲挈领的特点。总结如下。

一、心悸证治

心悸指病人自觉心中悸动，惊惕不安，甚至不能自主的一种病证，包括惊悸和怔忡。一般而言，轻者为心悸，重者为怔忡，虽病名不同，但病机与证治基本相同，故列为一门。心悸之病因，一为心气阴（血）不足，一为胸阳衰微，一为心脉瘀阻，其他病证多在三者基础上发展而成。治疗之法，如心气阴不足者，多用炙甘草汤和生脉饮加减。胸阳衰微者，多用瓜蒌薤白类方出入。心脉瘀阻者，多用血府逐瘀汤合丹参饮化裁。水饮凌心者，亦为胸阳不振，水饮内生，多在瓜蒌薤白类方基础上加化饮之品。又如阴虚火旺，为阴血不足，虚火旺盛，多在炙甘草汤合生脉饮方中加滋阴降火之药。总之，在以上三法的基础上加减，治疗各种心悸，常能收到很好的疗效。

二、胸痹心痛证治

胸痹心痛是以胸部憋闷、疼痛，甚则胸痛彻背，短气，喘息不得卧等为主要临床表现的一类病证。关于本病病因、病机，《金匮》认为胸阳衰微，浊阴干犯清阳之府（即阳微阴弦）。后世医家又有主张痰浊阻滞，或气虚血瘀，或气血亏虚等。当今多数学者认为其病因、病机为胸阳衰微，寒凝心脉；或气血瘀滞，心脉痹阻；或脾湿生痰，闭阻胸阳；或气血不足，心脉失养等。治疗上多从温阳散寒、理气化瘀、健脾化痰、补气养血等方面着手论治。方药则不一而论，或结合地域，或结合饮食，或结合经验等，但都系统条理，便于学习推广。我们治疗本病多从瓜蒌薤白类方、血府逐瘀汤、生脉饮合丹参饮、二陈汤等方药辨证加减着手，很有效验。

需要指出，西医学范畴中的冠状动脉粥样硬化性心脏病（后简称冠心病）、心绞痛，根据其症状表现，属中医学胸痹、真心痛范畴。胸痹为痰浊、寒凝、瘀血阻于胸中，或气、血、阴、阳亏虚，胸中脏腑失养所致，不完全等同于冠心病、心绞痛。胸痹所指范围广，包括西医学范畴上的很多病，如冠心病、心绞痛、心肌梗死、肺部疾病、胸膜疾病、食管疾病等，而冠心病、心绞痛有时也无胸痹之症状。所以，我们诊治时，可以参考西医学，但不能用西医学思维来套用中医学，不能脱离辨证论治。对于心肌梗死、肺部栓塞、主动脉夹层等疾病，在急症期，应先用西医学手段控制住病情，然后再用中西医结合的方法治疗，这样不致延误病情，且疗效更好。下面是治疗胸痹心痛的经验。

1. 瓜蒌薤白类方

胸痹的发生是由于阳气素虚，寒气聚于清阳之府，胸阳不布，挟浊阴痰瘀上扰，致使气血瘀滞，胸阳失展，心脉受阻而成。《金匮》认为其病机为"阳微阴弦"，乃上焦阳虚，胸阳不振，下焦阴寒过盛，水饮内停，阴乘阳位，二者相互搏结而发病，属本虚标实的病变。冠心病心绞痛患者年过半百者多，此时患者阳气已开始衰减，痰浊、瘀血逐渐内生，临床上亦多呈现本虚标实的症状，契合以上胸痹之病机。本虚为阳气亏虚，心脉失养。标实为阴寒、痰浊、瘀血交互为患。其病位在心，与脾肾相关联。治疗当以温阳通痹为主，常用《金匮》瓜蒌薤白类方加减。

处方：瓜蒌 30g，薤白 12g，半夏 15g。水煎服，日 1 剂。

方解：瓜蒌甘寒，清肺化痰、利气散结，开通胸膈痹塞；薤白辛开行滞、苦泄痰浊，散阴寒凝结而温通胸阳，为治疗寒痰阻滞、胸阳不振之胸痹要药；半夏辛温，燥湿化痰，消痞散结。三药合用，散气宣痹，祛痰行滞，通阳泄浊，对于脾运失健、湿痰阻脉、气滞血瘀、胸阳失展之胸痹有良效。

加减：心区刺痛，血瘀偏重者，酌加三七粉 3g，延胡索 10g，丹参 15g；舌苔白腻，酌加石菖蒲 15～30g，厚朴 10g，陈皮 10g，茯苓 15g；苔黄腻，脉滑数，酌加黄连 10g，竹茹 10g；气滞偏重，酌加枳实 10g，砂仁 10g；兼面白气短，舌淡，脉迟者，去半夏酌加制附子 10g（先煎），干姜 10g，黄芪 15g，党参 10g；兼心悸易惊、失眠不安者，酌加熟地黄 15g，五味子 5g，阿胶 10g（烊化）；兼体弱便溏者，酌加白术 15g，山药 20g，鸡内金 10g；兼阳虚浮肿者，加真武汤；兼阴虚阳浮、头昏脉弦者，可合天麻钩藤饮、杞菊地黄丸加减。

2. 养心汤

冠心病心绞痛属气虚血瘀证者，根据多年心得，总结一经验方，收效很好，取名养心汤，介绍如下。

组成：党参 20g，麦冬 15g，五味子 5g，丹参 20g，川芎 10g，郁金 10g，枳壳 10g，延胡索 10g，地龙 15g，甘草 10g。水煎 450mL，分早中晚 3 次温服，日 1 剂。

功效：益气养阴，活血通络。

方解：方中党参、麦冬、五味子益气养阴；丹参、川芎、延胡索活血通络；郁金为气中血药，可调和气血；更加枳壳调气，地龙化痰通络，甘草调和诸药。全方具益气养阴、活血通络之功。

加减：心阳虚衰者，酌加薤白 15～30g，桂枝 10g；气滞者加檀香 10g（或沉香 5g），柴胡 10g，香附 10g；血瘀甚者加赤芍 10g，桃仁 10g，红花 10g；肾阳虚者加桂枝 10g，附子 10g，淫羊藿 10g；痰浊者加半夏 10g，瓜蒌 20g，石菖蒲 20g。以上方药剂量，随病情酌情加减。

三、心喘证治

《素问·痹论》云："心痹者，脉不通，烦则心下鼓，暴上气则喘。"《金匮》云："心水者，其人身重而少气，不得卧，烦而躁，其人阴肿。"可见古人很早就认识到心病可以致喘，之后历代著作中也多处提到心脏衰弱可以引起喘证。这种由心脏衰弱引起的喘证，我们认为称为心喘比较恰当，其与西医学急、慢性心衰相似。心喘病因主要为心脉失养，外邪侵袭，年老体弱，阳气虚衰。病机为本虚标实。本虚为气虚、阳虚，以心肾阳虚为根本，与五脏相关；标实为血瘀、水饮、痰浊等，是病理基础。据其病因病机，治疗原则为益气养阴、温阳利水。常用生脉饮合五苓散、四逆汤加减。

处方：人参 15g，麦冬 15g，五味子 10g，茯苓 10g，泽泻 10g，白术 10g，桂枝 10g，干姜 10g，制附子 5g，甘草 10g。水煎服，日 1 剂。

方解：方中人参、麦冬、五味子补心气、养心阴、敛心气；桂枝、干姜、附子温振心肾阳气；茯苓、泽泻、白术利水消肿；甘草调和诸药。全方共奏益气养阴，温阳利水之效。上述方中尤以四逆汤为必用，正如《医宗金鉴》中称四逆汤："鼓肾阳，温中寒，有水中暖土之功……肾阳鼓，寒阴消，则阳气外达而脉升。"

加减：心肾阳气虚衰重者加重附子用量；水肿重者加猪苓 10g；兼气滞者加檀香 10g（或沉香 5g），柴胡 10g；兼血瘀者加赤芍 10g，川芎 10g，桃仁 10g，红花 10g；兼痰浊者加瓜蒌 20g，石菖蒲 20g；兼汗出加生龙骨 30g，生牡蛎 30g。用量随病情酌情加减。

【典型医案】

案一　胸阳不振，气阴两虚案

杨某，女，44 岁，2009 年 3 月 1 日诊。

因"间断心前区憋闷不适 8 年余，加重 1 周"来诊。患者于 8 年前无明显诱因出现间断心前区憋闷疼痛，劳累后症状加重。平时上午症状较轻，下午、晚上症状较重，自服柏子养心丸 60 粒，每日 2 次，症状时好时坏。1 周前上述症状再次加重，伴咽干，寐差，五心烦热，盗汗。舌淡红，苔薄黄，脉细数。

辨证：胸阳不振，气阴两虚

治法：温阳通痹，补益气阴

处方：瓜蒌 15g，半夏 10g，薤白 15g，党参 30g，干姜 10g，桂枝 15g，牛蒡子 10g，金银花 15g，麦冬 15g，生地黄 15g，合欢花 15g，浙贝母 15g，檀香 10g，甘草 10g。7 剂，水煎 450mL，分早晚 2 次温服，日 1 剂。

二诊（3月8日）：胸闷减轻，后背痛缓解，现多汗，心中不安。加川芎10g，灵芝15g，又取7剂。

三诊（3月15日）：夜尿频，加淫羊藿15g，五味子5g。又取7剂。

四诊（3月22日）：效不更方，继服14剂。

五诊（4月8日）：诸症减轻，现时有气短，遇事心慌，汗出，阴天后背疼，上方不变14剂。

药后诸症消失，后随诊未复发。

按：《金匮》曰："阳微阴弦，即胸痹而痛。"提出了胸痹病机为上焦阳虚，下焦阴邪内盛，乘袭阳位，闭塞胸阳。在治疗上强调以温阳通痹为主，阳气得通，则阴霾自散。我们也常在辛温通阳、宣痹散寒的基础上辨证加入活血、益气、滋阴、温阳之品，收效甚佳。此案患者辨证以胸阳不振为主，方中用瓜蒌薤白半夏汤通阳宣痹，随证加党参益气，桂枝、干姜温阳、麦冬、生地黄滋阴、檀香、合欢花理气宽胸，牛蒡子、金银花、浙贝母对症治疗咽干，甘草调和诸药。二诊中加川芎以活血，加灵芝以补虚。三诊中加淫羊藿、五味子一动一静，动静结合，两药配伍可养心敛阴。诸药配伍共奏温阳通痹、益气滋阴之效。方药对证，患者共服约50剂，症状逐渐消失。

案二 心气虚弱，心神失养案

吕某，男，64岁，2018年7月15日诊。

主因"心悸多汗1年，加重1周"来诊。患者于1年前劳累又加感冒后出现心悸多汗，之后1年来不时出现心悸多汗，于活动或劳累后加重。自服丹参滴丸，未见减轻。1周前心悸多汗再次加重，伴有气短，怕冷畏风。舌淡暗，苔白，脉弦细。

辨证：心阳不振，气阴两虚

治法：益气温阳，养阴敛汗

处方：党参15g，麦冬10g，五味子6g，丹参20g，桂枝15g，炙甘草10g，生龙骨30g，生牡蛎30g。7剂，水煎600mL，分早中晚3次温服，日1剂。

二诊（7月22日）：心悸多汗明显减轻。又诉腰痛、畏风，前方加黄芪 15g，杜仲 15g，山茱萸 10g，又取 7 剂

三诊（7月29日）：症状基本消失，又取 7 剂巩固疗效。

药后病愈。

按：生脉饮由人参、麦冬、五味子组成，有益气生脉、养阴敛汗之功，常用于心气虚弱，气短多汗者。桂甘龙牡汤由桂枝、炙甘草、生龙骨、生牡蛎组成，有温补心阳，安神定悸之功，主治心阳不足，心悸、气短、汗出者。本案患者据舌、脉、症可诊为心阳不振，气阴两虚。故上方中用生脉饮合桂甘龙牡汤来益气温阳、养阴敛汗。气虚则血行不畅，加之舌暗，也佐证了气虚血瘀的存在，故加丹参以活血通络。二诊时患者仍有气虚畏风，腰痛为肾虚，故加黄芪以补气，加杜仲、山茱萸以补肾虚。药对病证，故能疗效颇佳。

张锡纯肾病治法
——兼论腰疼证治

【原解】

张锡纯先生对于肾病治法无专篇论述，散见于很多篇章中，今解析肾病治法如下。

一、肾脏功能及治法方药

张先生说："肾之为用，在男子为作强，在女子伎巧。然必男子有作强之能，而后女子有伎巧之用也。是以欲求嗣续者，固当调养女子之经血，尤宜补益男子之精髓，以为作强之根基。彼方书所载助肾之药，若海马、獭肾、蛤蚧之类，虽能助男子一时之作强，实皆为伤肾之品，原不可以轻试也。惟鹿茸方书皆以为补肾之要品，然止能补肾中之阳，久服之亦能生弊。惟用鹿角所熬之胶，《本经》谓之白胶，列为上品，其性阴阳俱补，大有益于肾脏。"依此张先生创建强肾之方，名强肾瑞莲丸以益肾壮督。此外，张先生还以胡核桃与补骨脂同用补肾助阳，治肾经虚寒、泄泻、骨痿、腿疼等；以枸杞子与山茱萸同用强肾兴阳，治阳痿、梦遗等；以紫梢花温补下焦，治阳虚泄泻等。

二、腰疼治法及方药

张先生说："腰疼肾将惫，诚为确论。然腰为肾之府，则尚欠研究。凡人之腰疼处，皆脊梁骨处作疼，此实督脉主之。肾虚者，其督脉必虚。是以腰疼治斯证者，当用补肾之剂，引以入督之品。"依此张先生自拟益督丸一方，治疗肾虚腰疼。方药组成：杜仲四两（酒浸炮黄）、菟丝子三两（酒浸蒸熟）、鹿角胶二两。服法：此三味为细末，水化鹿角胶为丸，黄豆粒大。每服三钱，日两次。服药后嚼服熟胡桃肉一枚。加减法：兼气虚者，可用黄芪、人参汤送服此丸；兼血虚者，可用熟地黄、当归煎服送服此丸；因瘀血腰疼，宜治以活络效灵丹，加土鳖虫三钱，煎汤服或用葱白作引更佳。书中还载有张先生治愈腰疼的几则验案，并总结说："凡人身形不赢弱而腰疼者，大抵系关节经络不通；其人显然赢弱而腰疼者，或肝肾有所亏虚而然也。"由上分析可知，张先生治疗腰疼证，常从补肾益督入手，佐以活血、补血及益气之品，为其治疗腰疼证的特色。

另外，张先生还谈到很多肾病的治法，如用理血汤治肾虚生热导致的血淋及溺血证；用寒淋汤治肾阳虚弱导致的寒淋证等。

【心解】

肾病一证，历代皆有论述。《内经》曰："腰者，肾之府，转摇不能，肾将惫矣。""肾大，则善病腰痛。""肾风之状……脊痛不能正立。"又曰："足太阳脉令人腰痛，引项脊尻背如重状。"及仲景立六经辨证，论腰痛有虚实、寒热、缓急之治，又有肾气丸、甘姜苓术汤、四逆汤诸方。至宋代陈无择按三因制宜，明代张景岳分湿、寒、热、气滞、瘀血、肾虚、气虚、肝肾衰，辨其因而治。之后更是百家争鸣，各具特色。

张先生认为肾病之证，乃因肾虚、督脉虚所致。故治疗当用补肾之剂，引以入督之品，再治其兼证。《内经》曰："腰者，肾之府，转摇不能，肾将惫矣。"可见，腰痛为病，乃肾脏先病矣。故而，腰痛之治，首先以调肾为法，再兼治他证。临证体会，治疗腰疼，以虚实论治可得其要。虚者何？肾阳虚、肾阴虚、肾气虚是也，方可用桂附地黄丸、六味地黄丸、右归丸或左归丸酌选治之；实者何？湿热、寒湿、瘀血是也，方用加味二妙丸、独活寄生汤、身痛逐瘀汤或活络效灵丹酌选治之；也有虚实兼见者，则补虚与祛邪兼施，所用之方可合而加减用之。

【典型医案】

阳虚腰痛，瘀血阻络案

韩某，女，65岁，2017年4月5日诊。

主因"腰痛10余年，加重2周"来诊。患者来诊时已有腰痛10余年，医院诊为：腰椎间盘突出。平素腰痛不甚著，但畏寒怕风，每遇冷而加重。2周前因停暖遇冷而感冒，感冒愈后出现腰痛加重，遂又就医。诊时腰痛不舒，转侧困难，畏风怕冷，厚棉衣加身仍不能缓解。观其面色晦暗，舌淡暗，苔白，脉沉弦细。

辨证：外寒侵袭，肾阳不足

治法：祛风散寒，温补肾阳

处方：独活15g，桑寄生15g，川续断15g，桂枝10g，赤芍10g，细辛3g，川芎10g，当归10g，党参10g，炙甘草6g，杜仲10g，熟地黄10g。7剂，水煎600mL，分早中晚三次温服，日1剂。

二诊（4月12日）：症状减轻，但仍有腰冷不舒，上方加制附子6g，又取7剂。

三诊（4月19日）：腰冷不舒改善不明显，前方改制附子为10g，加干姜6g，改炙甘草为10g。又取7剂。

四诊（4月26日）：药后腰冷减轻，又取7剂。

之后2周，上方稍作加减，又服14剂，诸症消失。

按：平素就有腰椎间盘突出，患有腰痛之证，加之感冒之后寒邪侵袭，致使腰部经络凝滞不通，不通则痛矣。畏寒怕冷，棉衣加身不能缓解，为肾阳不足。故而以祛风散寒、温补肾阳为法。方中以独活、桂枝、细辛祛风散寒；以桑寄生、川续断、杜仲、熟地黄以补肾；以党参、川芎、当归、赤芍益气活血，寓"治风先治血，血行风自灭"之意；以甘草调和诸药。二诊仍有腰冷不舒，为肾阳仍不足，故加制附子增强温阳散寒之力。三诊时，效仍不佳，考虑温阳药剂量不足，故加重制附子用量，辅以干姜以增加温阳力度。及四诊时，药对病证，故收到疗效。

张锡纯脑病治法

【原解】

张锡纯先生关于脑病治法的解析非常详细，把脑病分为脑充血证和脑贫血证两种，详细分析了各自的生理、病理，征兆、预防，治法、方药等，颇多创见，至今仍对很多中医工作者有借鉴作用，具体梗概总结如下。

一、脑充血证

1. 病因、病理及主症

张先生据《内经》"血之与气并走于上，则为大厥，厥则暴死，气复反则生，不反则死"，"肝气当治而未得，故善怒，善怒者名曰煎厥"，"阳气者，大怒则形气绝，而血菀于上，使人薄厥"等论述，悟出"大厥、煎厥、薄厥乃西医脑充血也"。究其病源："因肝木失和，又加以肺气不降，肾气不摄，冲气、胃气又复上逆，于斯脏腑之气化皆上升太过，而血之上注于脑者，亦因之太过，致充塞其血管而累及神经。其脑充血之轻者，脑中血管不至破裂，或其管中之血隔血管渗出，或其血管少有罅隙；其重者，脑中血管可致破裂，所以死也。"症见："其脉弦长有力，或上盛下虚，头目时常眩晕，或脑中时常作疼发热，或目胀耳鸣，或心中烦热，或时常噫气，或肢体渐觉不利，或口眼渐形歪斜，或面色如醉，甚或眩晕，至于颠仆，昏不知人，移时始醒，或醒后不能复原，精神短少，或肢体痿废，或成偏枯。"

2. 治法及方药

张先生认为脑充血证治法"当清火、平肝、引血下行为主"。方药以镇肝熄风汤为主。方药组成：怀牛膝一两、生赭石一两、生龙骨五钱、生牡蛎五钱、生龟甲五钱、生杭白芍五钱、玄参五钱、天冬五钱、川楝子二钱、生麦芽二钱、茵陈二钱、甘草一钱半。加减法：心中热甚者，加生石膏一两。痰多者，加胆南星二钱。尺脉重按虚者，加熟地黄八钱、净山萸肉五钱。大便不实者，去龟甲、赭石，加赤石脂一两。张先生解析说："方中重用牛膝以引血下行，此为治标之主药。用龙骨、牡蛎、龟板、芍药以镇熄肝风，赭石以降胃降冲，玄参、天冬以清肺气，肺中清肃之气下行，自能镇制肝木。至其脉之两尺虚者，当系肾脏真阴虚损，不能与真阳相维系。其真阳脱而上奔，并挟气血以上冲脑部，故又加熟地、萸肉以补肾敛肾。肝为将军之官，其性刚果，若但用药强制，或转激发其反动之力。茵陈为青蒿之嫩者，得初春少阳生发之气，与肝木同气相求，泻肝热兼疏肝郁，实能将顺肝木之性。麦芽为谷之萌芽，生用之亦善将顺肝木之性使不抑郁。川楝子善引肝气下达，又能折其反动之力。方中加此三味，而后用此方者，自无他虞也。心中热甚者，当有外感，伏气化热，故加石膏。有痰者，恐痰阻气化之升降，故加胆星也。"

3. 征兆及预防之法

对于脑充血证，张先生又有预防之法，其曰："凡病之来皆预有朕兆，至脑充血证，其朕兆之发现实较他证为尤显著。且有在数月之前，或数年之前，而其朕兆即发露者。"并详列征兆于下："（一）其脉必弦硬而长，或寸盛尺虚，或大于常脉数倍，而毫无缓和之意。（二）其头目时常眩晕，或觉脑中昏愦，多健忘，或常觉疼，或耳聋目胀。（三）胃中时觉有气上冲，阻塞饮食不能下行，或有气起自下焦，上行作呃逆。（四）心中常觉烦躁不宁，或心中时发热，或睡梦中神魂飘荡。（五）或舌胀、言语不利，或口眼歪斜，或半身似有麻木不遂，或行动脚踏不稳、时欲眩仆，或自觉头重足轻，脚底如棉絮。上所列之证，偶有一二发现，再参以脉象之呈露，即可断为脑充血之朕兆也。"张先生十余年来治愈此证颇多，曾酌定建瓴汤一方，寓意服后能使脑中之血如建瓴之水下行，脑充血之证自愈。其方如下：生怀山药一两、怀牛膝一两、生赭石八钱、生龙骨六钱、生牡蛎六钱、生怀地黄六钱、生杭白芍四钱、柏子仁四钱。磨取铁锈浓水以之煎药。加减法：若大便不实者去赭石，加建莲子三钱。若畏凉者，以熟地黄易生地黄。

二、脑贫血证

1. 病因、病理及主症

张先生谓："脑贫血者，其脑中血液不足，与脑充血之病正相反也。《内经》谓上气不足，脑为之不满。盖血生于心，上输于脑，然血不能自输于脑也。《内经》谓宗气积于胸中，以贯心脉，而行呼吸，由此知胸中宗气，不但为呼吸之中枢，而由心输脑之血脉管亦以之为中枢。今合《内经》两处之文参之，知所谓上气者，即宗气上升之气也。所谓上气不足脑为之不满者，即宗气不能贯心脉以助之上升，则脑中气血皆不足也。"症见："其人常觉头重目眩，精神昏愦，或面黄唇白，或呼吸短气，或心中怔忡。其头与目或间有作疼之时，然不若脑充血者之胀疼，似因有收缩之感觉而作疼。其剧者亦可猝然昏仆，肢体颓废或偏枯。其脉象微弱，或至数兼迟。"

2. 治法及方药

张先生认为脑贫血证治法："当滋补其血，尤当峻补其胸中宗气。以助其血上行。"方用补血汤，药用生黄芪一两、当归三钱。加减法：呼吸短气者，加柴胡、桔梗各二钱；不受温补者，加生地黄、玄参各四钱；素畏寒凉者，加熟地黄六钱、干姜三钱；胸有寒饮者，加干姜三钱、广陈皮二钱。

此外，张先生治疗脑贫血导致肢体痿废有二方：一曰干颓汤，主治肢体痿废，或偏枯，脉象极微细无力者。组成为生黄芪五两、当归一两、枸杞子一两、山茱萸一两、生乳香三钱、生没药三钱、鹿角胶六钱。一曰补脑振痿汤，主治肢体痿废偏枯，脉象极微细无力，服药久不愈者。生黄芪二两、当归八钱、龙眼肉八钱、山茱萸五钱、胡桃肉五钱、土鳖虫三枚大者、地龙三钱、生乳香三钱、生没药三钱、鹿角胶六钱、制马钱子末三分。分析可知，张先生立上二方，皆以补气之药为主，以养血之药为辅，以通活经络之药为佐。此为先生经验心得，可为我辈临证之一助也。

【心解】

脑病之论，自古有之。《内经》称为中风，或为"厥"，或为"枯"，或为"痱"，可见其病因非一，大抵以正气不足，气机逆乱为主。至仲景出，认为中风总的病机为"内虚邪中"。之后《巢氏病源》认为是"脾胃气弱，血气偏虚，为风邪所乘故也"。朱丹溪主张"大率主血虚有痰"之说。叶天士则更是不落窠臼，认为中风"非外来之邪"，乃因"身中阳气之变动"，并立诸法、方药以论治，实超越前人。王清任则创补阳还五汤，治疗气虚血瘀证中风，发扬先贤之说。

民国张锡纯先生把脑病分为脑充血证和脑贫血证，分而施治。脑充血证因肝胃气逆，挟气血上冲，冲激脑部血管所致。大抵以清火、平肝、引血下行为主，方用镇肝熄风汤加减，其预防之方又用建瓴汤化裁。脑贫血证乃由于胸中大气不足、气血亏少，进而使脑部气血不足而成。大抵以补气养血为主，用补血汤加减。按先生用意脑充血多属实证，脑贫血多属虚证，虽分为二，但临证虚实夹杂者亦不少见，如上盛下虚者、虚中夹瘀者等，也不可不知。

中风之由，虽外风者有之，但内因常起主要作用，即叶天士所说"虽风从外来，亦由内虚，而邪得以乘虚而入"之意也。中风患者常有体型肥胖，长期吸烟饮酒，嗜食肥甘厚味，致使痰浊内生者；又有情志不遂或急躁易怒者，致使肝火偏旺，阳亢化风者；或有肝肾阴虚，风阳内动者。在这种情况下，一旦有外邪侵袭，即引动风、火、痰、瘀阻塞经络，易致中风发生。另有素体阳气虚弱或气血亏虚者，气血推动无力，容易导致气虚血瘀的发生。因此中风之病因、病机为风、火、痰、瘀、虚，治疗之法应以祛风、平肝、豁痰、祛瘀、补益为主。临床上多见两种或两种以上因素同时致病，病机复杂，临证时应"谨守病机，各司其属，辨证论治"。此外，在组方用药时宜加入风药如羌活、防风、秦艽、白芷、天麻、全蝎等，以祛内外之风，疗效肯定。

【典型医案】

案一 外邪侵袭，正虚不足案

张某，男，52岁，2018年8月12日诊。

主因"左侧肢体麻木3小时"来诊。患者1天前因天气炎热，频吹空调凉风，晨起后突感左侧肢体麻木，渐觉有不利之趋势，因而恐慌，遂来就诊。诊时症见：左侧肢体麻木，多汗，畏冷怕风。舌质淡，苔白而稍腻，脉弦细。

辨证：寒邪侵袭，络脉阻滞，正虚不足，兼有痰湿。

治法：祛风散寒，活血通络，补气养血，兼化痰湿。

处方：羌活15g，防风15g，细辛3g，苍术10g，白芷10g，黄芪30g，川芎10g，当归15g，赤芍10g，炙甘草10g。7剂，水煎600mL，分早中晚三次，温服。

二诊（8月19日）：一剂而麻木减轻，三剂而麻木消失，肢体不利之势亦无，仍有汗出。上方加五味子6g，桂枝10g，又取7剂。

药后诸症若失，因患者恐其再犯，又服14剂调理气血痰湿之药善后，至今未复发。

按：正气内虚，又受寒邪侵袭，寒邪收引，致使经络涩滞不通，故而肢体麻木，渐有不利之势。多汗、畏冷怕风、舌淡、苔白腻、脉弦细为气虚兼寒邪、湿邪之象。故治法以祛风散寒、活血通络、补气养血、兼化痰湿为主。上方即以羌活、防风、细辛祛风散寒，以苍术、白芷化湿除痰，以黄芪、当归、炙甘草补气养血，以川芎、赤芍活血通络。二诊时加五味子以敛汗，加桂枝增加散寒之力，且桂枝、赤芍、炙甘草亦有治阳虚多汗之功。患者服14剂而收功，其本是气虚痰湿之体，故以调理气血痰湿之药以善后。

需要指出：中风虽属脑血管病变，但此案提示我们，外部因素亦是导致本病的重要因素。中风，古人有外风、内风之说，可知是从实践中得之。

案二　肝肾亏虚，髓海不足案

蔡某，男，58岁，干部，2004年10月20日诊。

主因"右下肢乏力，走路不稳4个月"来诊。患者4月前无明显诱因晨起乏力，右手不能持物，右下肢无力，走路不稳。当时查头颅CT示：左侧脑室旁多发缺血灶，脑萎缩。服用"脑心通"症状稍缓解。现症：四肢乏力，以右下为重，走路不稳，头晕，记忆力减退，时有胸闷，睡眠差，大便4～5日一行。舌质淡暗，苔薄，脉弦细。查体：右下肢肌力Ⅳ级，左下肢肌力Ⅴ级。既往有高血压病史2年，血压最高达160/100mmHg，未服用降压药，今测血压160/100mmHg。

辨证：肝肾亏虚，髓海不足

治法：补益肝肾，化痰开窍

处方：生地黄10g，巴戟天10g，山茱萸10g，石斛10g，肉苁蓉10g，五味子10g，肉桂5g，茯苓15g，麦冬15g，石菖蒲30g，远志5g，薏苡仁10g，杜仲15g，甘草10g，磁石30g，制附子5g（先煎半小时）。7剂，水煎300mL，早晚饭后温服，日1剂。同时服酒石酸美托洛尔12.5mg，每日2次。

二诊（10月27日）：大便仍干，上方加瓜蒌30g以宽胸理气，润肠通便。取7剂。

三诊（11月2日）：双下肢乏力，走路不稳，上方加牛膝15g，狗脊15g。取14剂。

患者先后服2月后，右下肢肌力Ⅴ级，走路较前平稳。

按：脑为髓海，肾精亏损，髓海不足，脑失所养，故头晕，记忆力减退。心肾不交，故睡眠差。胸闷、舌暗为痰瘀所致。走路不稳、脉弦细为肝阴不足、虚风内动的表现。故治疗当以补益肝肾，化痰开窍为主。上方中熟地黄、山茱萸补肾阴；肉苁蓉、巴戟天温补肾阳；附子、肉桂温补真元，摄纳浮阳；麦冬、石斛、五味子甘寒滋阴，可佐治肉桂、附子之燥热；石菖蒲、远志、茯苓化痰开窍。因患者主要表现为肾精不足，肢体痿弱不遂，故加补益肝肾之牛膝、狗脊、杜仲；睡眠差属心肾不交，兼痰浊扰心，故加石菖蒲、远志、茯苓交通心肾，再加磁石重镇安神。

需要注意的是，上方为地黄饮子的加减方。地黄饮子出自金代刘完素《宣明论方》，主治"内夺而厥，舌喑不能言，二足废不为用。肾脉虚弱，其气厥不至，舌不仁。经云喑痱，足不履用，音声不出者"。药物组成有熟地黄、麦冬、石斛、五味子、山茱萸、巴戟天、肉苁蓉、制附子、肉桂、茯苓、远志、石菖蒲，具有滋肾阴、补肾阳、开窍化痰的功效，主治下元虚衰、痰浊上犯之证。此方标本兼顾，上下并调，而以治下、治本为主。据临证体会，将此方应用于各种脑病，如脑梗死、脊髓空洞症、晚期高血压、格林巴列综合征等，取效满意。加减：①如足废偏于肾阴虚而见骨节烦热者，可加桑枝、地骨皮、鳖甲以退虚热；②如偏于肾阳虚而见腰膝寒冷者，可加淫羊藿、仙茅以温化肾阳；③兼有气虚者，可加黄芪、党参以补气；④若仅有足废不用之症者，可去石菖蒲、远志等开窍之品；⑤如纯属阴虚痰火盛者，可去肉桂、附子，加竹沥、胆南星、贝母、天竺黄以清化痰热。

张锡纯崩漏治法

【原解】

张锡纯先生善治崩漏证，既对病因、病机有精辟之论述，又创有实用的新方，值得我辈学习研究。关于其对崩漏的见解，简要总结如下。

一、病机及治法

张先生认为："女子血崩，乃因肾脏气化不固，而冲任滑脱也。"又分析说："血崩之证，多有因其人暴怒，肝气郁结，不能上达，而转下冲肾关，致经血随之下注者，故其病俗亦名之曰气冲。""此证有因暴怒气冲而得者，然当其血大下之后，血脱而气亦随之下脱，则肝气之郁者，转可因之而开。且病急则治其标，此证诚至危急之病也。若其证初得，且不甚剧，又实系肝气下冲者，亦可用升肝理气之药为主，而以收补下元之药辅之也。"由此可知，先生认为女子血崩，主要因肾脏气化不固所致。

二、方药及加减法

据其临证经验，张先生创固冲汤来治疗血崩。组方如下：炒白术一两、生黄芪六钱、生龙骨八钱、生牡蛎八钱、山茱萸八钱、生杭白芍四钱、海螵蛸四钱、茜草三钱、棕边炭二钱、五倍子五分（药汁送服）。加减法：脉象热者，加大生地黄一两；凉者，加乌附子三钱；肝气冲激者，加柴胡二钱；若两剂不愈，去棕边炭，加真阿胶五钱（另炖同服）。张先生解析曰：海螵蛸为乌贼鱼骨，其鱼常口中吐墨，水为之黑，故能补益肾经，而助其闭藏之用。茜草一名地血，可以染绛，有人欲乌其须，其须竟成紫髯，洗之不去，其性之收涩，亦可知也。故海螵蛸、茜草能固涩下焦，为止崩之主药也。况且海螵蛸可以磋物，故能消瘀。茜草色赤似血，故能活血。龙骨、牡蛎煅用，因煅之则收涩之力较大，欲借之以收一时之功也。加柴胡可以升提气化。

张先生治疗漏下之证，又创有安冲汤，主治妇女经水行时多而且久，过期不止或不时漏下。方药组成：炒白术六钱、生黄芪六钱、生龙骨六钱、生牡蛎六钱、大生地黄六钱、生杭白芍三钱、海螵蛸四钱、茜草三钱、川续断四钱。

另外，张先生还收集治疗血崩的特效药。一为龙葵，《本草纲目》载其治吐血不止，《贵州草药》载其治血崩不止，可见其有治疗出血之效。一为宿根之草，俗呼为牡牛蛋，又名臭科子，有学者考证应为砂引草，现在研究不多，其草有固沙作用，对其止血的作用有待进一步研究。

【心解】

突然大下谓之崩，淋漓不断谓之漏，两者一言其急，一言其缓也，故常并称。张先生认为崩漏乃损伤冲任所致，故创安冲、固冲二方，在于安固冲任二脉。其中安冲汤主治漏下，固冲汤主治血崩。两方相比较，固冲汤是在安冲汤的基础上去生地黄、川续断，加山茱萸、棕边炭、五倍子，并加大炒白术、生杭白芍用量而成。方中又把生龙骨、生牡蛎改成煅龙骨、煅牡蛎，用量增至八钱，更具收涩之力。虽两方都可标本兼治，但固冲汤补益收涩之力更大。崩漏之病机，或由冲任损伤，不能固摄所致；或由气血亏虚，气不摄血所致；或由气滞血瘀，瘀阻胞宫，离经之血妄行所致。其原因又有血热、血瘀、气虚、气郁之不同。临证体会本病以气虚者居多，血热、血瘀者偶有之。其治疗，本着"急则治标，缓则治本"的原则，采用止血、益气、清热等治法。属于血瘀者宜加入活血化瘀之品，仍以止血为主。对于久病不止、下元虚损者，宜于固摄之中加补肾养血之剂。此外，胃为水谷之海，为冲任之本，冲脉隶属阳明。故而待血止，需要调理脾肾以善其后。《医宗金鉴·崩漏门》将病因及治法简单概括为"紫黑块痛多属热，日久行多损任冲。脾虚不摄中气陷，暴怒伤肝血妄行。临证审因须细辨，虚补瘀消热用清"，讲得简明扼要，可供借鉴。

【典型医案】

脾肾亏虚，气不摄血案

韩某，女，48岁，2013年7月16日诊。

患者1月前行宫颈息肉摘除术，术后出现小腹坠胀不适，约10天后月经来潮，经量较前减少，夹有血块，腰痛如折，大便或干、或溏薄。此次月经淋漓约20天，仍不间断，故来诊治。现症：周身乏力，小腹坠胀疼痛，腰酸腰痛，食欲不振，大便干溏不调。舌淡暗，苔薄白，脉细弱。查体：声低气怯，面色萎黄，小腹压痛。中医诊为崩漏。

辨证：脾肾亏虚，气不摄血

治法：健脾补肾，收敛止血

处方：黄芪50g，党参20g，白术15g，炮姜30g，陈皮10g，砂仁10g，升麻5g，柴胡5g，当归12g，枸杞子10g，血余炭10g。5剂，水煎450mL，分早中晚3次温服，日1剂。

二诊（7月24日）：药后月经停止，言语有力，去血余炭。再进7剂。

三诊（8月2日）：面生光泽，饮食正常，大便已畅，仍有腰酸。上方减黄芪为30g，加杜仲10g，再进7剂。

药后病告痊愈，随访月经正常。

按：患者素体不足，此次又遭手术损伤，遂致脾肾亏虚，不能固摄血脉，故月经淋漓不止。又有声低气怯、面色萎黄、舌淡暗、苔白薄、脉细弱为其佐证。此案月经漏下以脾虚为主，兼有肾虚。故上方中以用大队补气药为主，以炮姜温中助脾，以升麻、柴胡提升中气，以血余炭以止血，以枸杞子以补肾，以砂仁、陈皮理气健脾，助运消化。

张锡纯虚劳治法

【原解】

张锡纯先生治疗虚劳，虽未有专篇论述，但在各篇章中也有详细论述，尤其是治阴虚劳热，更是精辟，现总结如下。

一、气血阴阳亏虚所致虚劳

1.气虚（兼论大气下陷）

张先生十分重视气的作用，有《元气诠》和《大气诠》专论。张先生说："元气者，先天之气也。其气本于先天，而成于后天，其于全身有至切之关系。有与元气同其紧要者，胸中大气是也。元气藏于脐下，为先天生命之根柢。大气藏于胸中，为后天全身之桢干。大气者，《内经》所谓宗气也。""大气者，充满胸中，以司肺呼吸之气也。"其又引用《素问·平人气象论》"胃之大络，名曰虚里……脉宗气也"，《灵枢·五味》"谷始入于胃……命曰气海……一日则气少矣"，及《灵枢·邪客》"五谷入于胃也……故宗气积于胸中……以贯心脉而行呼吸焉"。故而，张先生得出："宗气即大气，是以元气为根本，以水谷之气为养料，以胸中之地为宅窟。""代先天元气主持全身，能贯心脉而司呼吸。此气不但为后天诸气之纲领，并为全身血脉之纲领。"张先生还强调"大气"："能撑持全身，振作精神，以及心思脑力，官骸动作，莫不赖乎此也。"可见"大气"对于身体是极其重要的。

然此气一虚，久则致大气陷，则诸病生焉。张先生曰："大气一虚，呼吸即觉不利，而且肢体酸懒，精神昏聩，脑力心思为之顿减。""若其气虚而且陷，或下陷过甚者，凶危立见。"症见："气短不足以息，或努力呼吸，有似乎喘；或气息将停，危在顷刻。其兼证，或寒热往来，或咽干作渴，或满闷怔忡，或神昏健忘，种种病状，诚难悉数。其脉象沉迟微弱，关前尤甚。其剧者，或六脉不全，或参伍不调。"对于大气下陷之证，张先生创制升陷汤一方以治疗。方药组成：生黄芪六钱、知母三钱、柴胡一钱五分、桔梗一钱五分、升麻一钱。加减法为：气分虚极下陷者，酌加人参数钱，或再加山萸肉数钱，以收敛气分之耗散。若大气下陷过甚，至少腹下坠，宜降升麻改用钱半，或倍作二钱。

此外，张先生还创有治脾气虚极下陷的醒脾升陷汤；治大气下陷见气分郁结的理郁升陷汤；治心肺阳虚，大气下陷的回阳升陷汤；治脑贫血证属气虚血缓的加味补血汤等。

2. 血虚

张先生治疗血虚，常以四物汤为主方。他认为四物汤中熟地黄含有铁质，当归色红似血，且汁液黏稠，二者皆可补血。川芎虽非生血之主药，亦是生血之辅佐品也。白芍为滋阴之药，滋阴即能养血也。四物汤中地芍养血，芎归理气兼以养血，凉温相调，气血双理，常用于血虚之证。

3. 阴虚

张先生对于阴虚之证，可谓论述最多，也最精彩。张先生说："劳热之证，大抵责之阴虚。""有肺阴虚者，其人因肺中虚热熏蒸，时时痒而作嗽，甚或肺中有所损伤，略一动作，辄发喘促，宜滋补肺阴，兼清火理痰之品。有肾阴虚者，其人因肾虚不能纳气，时时咳逆上气，甚或喘促，宜填补下焦真阴，兼用收降之品。若其脉甚数者，陈修园谓宜滋养脾阴。盖以脾脉原主和缓，脉数者必是脾阴受伤，宜于滋阴药中……更兼用味淡之药。"张先生还强调："特是人身之阴，所盖甚广，凡周身之湿处皆是也。故阴虚之甚者，阴虚之甚者，其周身血脉津液，皆就枯涸。必用汁浆最多之药，滋脏腑之阴，即以溉周身之液。"这里，张先生对于阴虚兼气虚给出了很好的解析。对于阴虚之证，张先生还创有很多方药，如治劳瘵羸弱的资生汤，治虚劳的十全育真汤，治虚劳发热的醴泉饮，治阴分亏损的参麦汤等，临床用之对证，确有良效。

4.阳虚

张先生治疗阳虚，涉及心肺阳虚、脾胃阳虚、肾阳虚等。例如论及脾胃阳虚时，张先生说："人之脾胃属土，若地舆然。心肺居临其上，正当太阳部位，其阳气宣通，若日丽中天，暖光下照。而胃中所纳水谷，实借其阳气宣通之力，以运化精微而生气血，传送渣滓而为二便。"据此理创制了治疗因心肺阳虚而生痰饮的理饮汤。论及中焦脾胃阳虚，认为脾胃湿寒，久之可致饮食减少，长作泄泻，据此创制了益脾饼。对于肾阳虚者，先生又云"补下焦之阳，可助肠中热力"等。依此理论创制了治疗下焦元阳虚弱、相火衰微的敦复汤，治疗黎明腹疼泄泻的加味四神丸。对于上中下三焦阳虚而生水肿者，其借仲景心法，创制了加味苓桂术甘汤治疗。

二、虚劳善从脾胃论治

张先生曰："《易》有之'至哉坤元，万物滋生'，言土德能生万物也。人之脾胃属土，即一身之坤也，故亦能滋生一身。脾胃健壮，多能消化饮食，则全身自然健壮。"又说脾胃为气机升降之枢机，水饮上承下达之枢机。结合脾胃为后天之本，气血生化之源，及脾胃之气既伤，元气亦不能充，诸病所由生也，故而张先生治疗虚劳之证，常从脾胃入手。如张先生在资生汤中用山药、白术、鸡内金健运脾胃以治劳瘵羸弱；在扶中汤中用炒白术、山药滋补脾胃以治久泄将成劳瘵之证等。此正是张先生所说"因其证候错综复杂，气血阴阳皆损，单纯补气、补血、补阴、补阳等法难以取效，惟有从调补脾胃入手，方能取效"之要义也。

三、虚劳喜用食疗

张先生治疗虚劳杂症，常从食疗入手，以达扶正固本之目的。他认为食疗具有"有病治病、无病防病"的特点，且食疗"服之不但疗病，并可充饥，不但充饥，更可适口。用之对证，病渐自愈，既不对证，亦无他患"。例如张先生用一味薯蓣饮治劳瘵发热，用珠玉二宝粥治虚热劳嗽，用二鲜饮治痰中带血之虚劳，用三宝粥治痢久滑脱，用黄芪膏治肺劳喘嗽等。

【心解】

久虚不复谓之损，损极不复谓之劳，故虚劳常常并称，有时也称虚损。虚劳之证，初则以虚为主，久则为劳，是以脏腑亏损、气血阴阳不足为主要病机的多种慢性虚弱病的总称。虚劳之治，历代皆有精辟论述。《内经》曰"精气夺则虚"，并论有五劳之伤。《金匮》从脉证来论证虚劳，并用建中汤辈及薯蓣丸等治之。之后诸朝英贤辈出，或从上、中、下而治，或从气血，或从阴阳，或从五脏，治各不同，又创有补中、固本、益气、养血类诸方药。总之，虚劳的病机为五脏衰弱，气血阴阳亏虚。治法以补益五脏、调补气血阴阳为主。具体而言，大法有"损者益之，劳者温之"，"形不足者补之以气，精不足者补之以味"，"损其肺者益其气；损其心者调其荣卫；损其脾者调其饮食，适其寒温；损其肝者缓其中；损其肾者益其精"等等，皆为治病良法。

张先生治虚劳，或从气，或从血，或从阴，或从阳，其中尤其重视"大气"和阴亏之证，书中着笔墨也最多，值得我辈究心借鉴。张先生治虚劳，注重从脾胃论治和从食疗着手，一者重视培植脾土，土者万物之母也，于人身乃气血生化之源；二者提倡扶正固本，食疗具有"有病治病，无病防病"的优点。张先生治疗虚劳之法颇具特色，至今仍为很多中医工作者研究学习。

虚劳之治，与肺、脾、肾三脏关系最为密切，因"肺为五脏华盖"，"脾为百骸之母"，"肾为先天之本"。故虚劳因阴阳不足治其肾，因气血亏虚者治其脾，因肌表不固，外邪易入或呼吸异常者治其肺。如此，容易提纲挈领，把握治疗方向。治疗用药方面，气血亏虚者用八珍汤，虚甚加黄芪、阿胶、紫河车等；肾阴亏虚者用左归丸，肾阳亏虚者用右归丸，虚甚者可加桂枝、附子等；肺虚肌表不固者用补肺汤，呼吸异常者调其宣降。虚劳初得或虚劳轻症，寻常补益类药物可治，对于虚劳重症，证属气血阴阳大亏、精血内夺者，此非寻常参、术、归、芍之药所能胜任，必于辨证处方中加血肉有情之品以大补精血，方能奏效。如证属血虚亏甚者，方中常加阿胶、紫河车等；如证属肾气、肾精虚甚者，方中常加鹿角片、鹿茸片等；如证属阴虚甚者，方中常加鳖甲、龟甲等。另外，对于虚劳重证，多见气血阴阳虚损较甚，治疗时温阳甚则伤阴，益阴甚则碍阳，补气甚则伤血，养血甚则碍气。又有阳损及阴，阴损及阳，"大实有羸状，至虚有盛候"之证，如辨证不明，用药无序，则病危矣！故而如遇虚劳重症，治疗应细致入微，宗"阳中求阴，阴中求阳"之法，除急症外，皆宜以温补为佳，不宜过用燥腻之药，则为稳妥。

另外，需要注意的是，虚劳久病者，一般气血阴阳皆有亏虚，常合并有多脏腑病变，症情复杂，治疗非短期能见效。此时应多法并用，精细治疗，才能取得较好的疗效。

【典型医案】

心脾两虚，气血不足，肾阳亏虚虚劳案

秦某，女，45 岁，2005 年 4 月 15 日诊。

主因"周身乏力 3 年"来诊。患者 3 年前出现周身乏力，常伴有头晕，心悸，气短，汗出。在市医院诊断为贫血，服用一段西药，病情好转，停药后又反复，遂来就诊。现症：周身乏力，心悸，气短，汗出，头晕，动则尤甚，月经量少。舌淡，苔白，脉弱无力。查体：口唇色淡，面色淡白。查血常规：血红蛋白浓度为 74g/L。

辨证：心脾两虚，气血不足，肾阳亏虚

治法：补气健脾，养血补血，温补肾阳

处方：黄芪 30g，党参 15g，麦冬 15g，当归 15g，川芎 10g，熟地黄 15g，益母草 30g，阿胶 10g（烊化），砂仁 10g，茯苓 15g，五味子

5g，鹿角片 10g，甘草 10g。15 剂，水煎 450mL，分早中晚 3 次温服，日 1 剂。

二诊（5 月 4 日）：药后诸症减轻，唯偶有胃胀，上方加陈皮 6g。取 30 剂。

三诊（6 月 3 日）：诸症皆无，经量增加，复查血常规：血红蛋白浓度升至 101g/L。又取 30 剂，改为 2 日 1 剂。

之后 8 月份又来诊，取药 30 剂，仍 2 日 1 剂。服药完后来电告知病已痊愈，血常规正常，随访 2 年，病未复发。

按：肾藏精，精血互生，心生血，故补肾养心可以治疗贫血，如治疗得当可治疗各种造血功能障碍性疾病。上方中鹿角片可补肾阳、益精血，起到精血互生之作用。损者益之，劳者温之，方中又加健脾养心，补气养血之品，使贫血逐渐改善。二诊中加少量陈皮理气，起到防补药壅滞的作用。三诊中方药改为 2 日 1 剂，既可巩固疗效，又可防止气血渐复后，补药过猛之弊，此亦可改为丸药服用。

张锡纯带证治法

【原解】

张先生认为："女子带证，来自冲任或胞室，而名为带者，责在带脉不能约束也。方书辨其带下之色，分为五带，而究之赤白二带可分括之。赤者多热，白者多凉，而辨其凉热，又不可尽在赤白也。宜细询其自觉或凉或热，参以脉之或迟或数，有力无力，则凉热可辨矣。治法宜用收涩之品，而以化瘀通滞之药佐之。"张先生创有清带汤一方，主治赤白带下，方药由生山药一两，生龙骨、生牡蛎各六钱，海螵蛸四钱，茜草二钱组成。方中用龙骨、牡蛎固脱；用茜草、海螵蛸化滞；更用生山药滋真阴、固元气。加减法为：偏热者，加生杭白芍、生地黄；热甚者，加苦参、黄柏；偏凉者，加白术、鹿角胶；凉甚者，加干姜、肉桂、附子、小茴香。又拟有清带丸方，用龙骨、牡蛎皆煅透，等分为细末，和以西药骨湃波拔尔撒谟（亦名哥拜巴脂）为丸，黄豆粒大，每服十丸，日两次。

【心解】

张先生认为带证之发生，乃带脉不能约束之故也。治疗宜用收涩之品，以化瘀通滞之药佐之。方药用其创制的清带汤或清带丸，并附有加减法。从张先生治疗带证立意来看，其治疗带证仍以收涩为主，佐以滋本固元和化瘀通滞之药。验于临床，确有效验。

带脉者，其状如束带，能约束诸脉，主司妇人带下，故名之。带下之证古人有白、青、黄、黑、赤五带之分。带证之因，主要有湿热、脾阳虚、肾阳虚、湿毒等。治法以健脾、升阳、除湿为主，佐以清热、化瘀、补肾等。据治疗带证体会，白带属脾虚者，以健脾除湿为主，常用完带汤加减；白带属脾肾两虚者，常以清带汤加党参、炒白术、炮姜等出入；对于白带属阳虚血瘀者，又常以少腹逐瘀汤化裁。黄带乃肾虚湿热下注者，火上炎，可用易黄汤上下。余诸带证可参考五带之辨证参考治之。

【典型医案】

脾肾两虚白带案

张某，女，28岁，2011年10月15日诊。

主因"白带3月"来诊。现症：白带量多且清稀，腰痛畏寒，纳少便溏。舌淡，苔白，脉弦。曾在妇科诊断为阴道炎，服消炎药治疗，疗效不佳。

辨证：脾肾两虚

治法：健脾补肾，固涩止带

处方：党参15g，炒白术20g，炒山药20g，陈皮10g，白芍15g，炒车前子10g，甘草6g，炮姜10g，鹿角片10g，佛手10g，香橼10g，鸡内金10g。7剂，水煎450mL，分早中晚3次饭后温服，日1剂。

二诊（10月22日）：白带减少，腰痛减轻，纳少便溏改善。上方加茯苓30g，又取14剂。

三诊（11月6日）：诸症皆失，又取14剂巩固疗效。

按：白带量多且清稀、腰痛、畏寒、纳少、便溏显是脾肾两虚之证，舌象亦可佐证，脉弦提示稍有肝郁。故治疗当以健脾补肾、固涩止带为主。上方中用党参、白术、陈皮、白芍、山药、车前子、炮姜、鹿角片健脾补肾，利湿止带；香橼、佛手、鸡内金疏肝和胃，又助消化。二诊加茯苓增加健脾之力。患者服月余，而取良效。

第二章　"张锡纯名方"心解

　　张锡纯先生深研药物之性能，广究方药之配伍，注重临床实践，敢于突破创新，对中医学贡献很大。张先生生前创制名方很多，大家所耳熟能详的如镇肝熄风汤、寿胎丸、固冲汤等，很多至今仍被广泛使用，疗效肯定。

　　本章主要精选张先生22首方剂进行解析，包括资生汤、十全育真汤、参赭镇气汤、培脾舒肝汤、扶中汤、参赭培气汤、定心汤、寿胎丸、消乳汤、滋乳汤、温冲汤、理冲汤、固冲汤、安冲汤、活络效灵丹、镇肝熄风汤、加味补血汤、参麦汤、理饮汤、安魂汤、玉液汤、醴泉饮。每篇在解析原方的同时，结合临证体会，还对每首方剂之特点做了详细解读。最后，每篇末还附有典型医案以供参考。

　　本章用意在于通过解读指导和医案启发，使医者能更好地使用张先生之名方，以造福患者。

资生汤治劳瘵喘嗽

【原解】

资生汤出自张锡纯先生所著《医学衷中参西录》治阴虚劳热方中，主治劳瘵羸弱已甚，饮食减少，喘促咳嗽，身热脉虚数者。亦治女子血枯不月等症。其方药由生山药一两、玄参五钱、於白术三钱、生鸡内金二钱、炒牛蒡子三钱组成。加减法为：如热甚，加生地黄五六钱。

张先生从《易经》理解此方，后又分析每味药在方中之作用，非常精辟独到。先生说："《易》有之'至哉坤元，万物滋生'，言土德能生万物也。人之脾胃属土，即一身之坤也，故亦能资生一身。脾胃健壮，多能消化饮食，则全身自然健壮。"又分析《素问·阴阳别论》中二阳之病发心脾，渐而有不得隐曲，在女子为不月，其传为风消、息贲，渐而成劳瘵之理。认为："劳瘵治疗之法应遵二阳之病发心脾之旨，当告戒病者淡泊寡欲，以养其心，又当补其脾胃，使饮食渐渐加多，身体自渐渐复原。如此汤用於术以健脾之阳，脾土健壮，自能助胃。山药以滋胃之阴，胃汁充足，自能纳食。鸡内金为鸡之脾胃，中有瓷、石、铜、铁，皆能消化，其善化有形郁积可知。且其性甚和平，兼有以脾胃补脾胃之妙。故能助健补脾胃之药，特立奇功，迥非他药所能及也。方中此三味为不可挪移之品。玄参《本经》谓其微寒，善治女子产乳余疾，且其味甘胜于苦，不至寒凉伤脾胃可知，故用之以去上焦之浮热，即以退周身之烧热。且其色黑多液，《本经》又谓能补肾气，故以治劳瘵之阴虚者尤宜也。牛蒡子体滑气香，能润肺又能利肺，与山药、玄参并用，大能止嗽定喘，以成安肺之功，加之以为佐使也。地黄生用，其凉血退热之功，诚优于玄参。西人谓其中函铁质，人之血中，又实有铁锈。地黄之善退热者，不但以其能凉血滋阴，实有以铁补铁之妙，使血液充足，而蒸热自退也。又劳瘵之热，大抵因真阴亏损，相火不能潜藏……地黄函有铁质，故又善引相火下行，安其故宅。《本经》列之上品，洵良药也。然必烧热过甚而始加之者，以此方原以健补脾胃为主，地黄虽系生用，经水火煎熬，其汁浆仍然黏泥，恐于脾胃有不宜也。至热甚者，其脾胃必不思饮食，用地黄退其热，则饮食可进，而转有辅助脾胃之效。生山药，即坊间所鬻之干山药，而未经火炒者也。此方若用炒熟山药，则分毫无效。於术色黄气香，乃浙江於潜所产之白术也。色黄则属土，气香则醒脾，其健补脾胃之功，迥异于寻常白术。若非於潜产而但观其色黄气香，用之亦有殊效，此以色、味为重，不以地道为重也。"综之，先生遵《内经》之旨，结合临证经验，创制了资生汤一方，治疗劳瘵，疗效卓著。

【心解】

张先生从易理和《内经》经旨出发，创制和命名了很多方药，著名的如资生汤、既济汤、来复汤、敦复汤、宣阳汤、济阴汤等。资生汤一方即用《易经》土德万物之理，进而解释人之脾胃健壮，自能资生一身。故而用此方治疗阴虚内热型劳瘵羸弱证。分析张先生制方之意，乃为虚劳而设，病机乃阴虚为本，虚热为标。故方中用大量山药固本，臣以於白术、鸡内金健运脾胃，佐以牛蒡子、玄参清虚热而止嗽。此方组方精练，制方严谨，用之临证疗效卓著，为不可多得之方。此外，张先生还对山药、於白术、鸡内金等药性进行了详细解析，认为山药必须生用，炒用则分毫无效；白术应当使用浙江於潜者佳；鸡内金为鸡之脾胃，能助消化，兼有以脾胃补脾胃之妙。三者皆生用，这些也是先生用药之特色。需要注意的是，本方对于久病劳瘵重证，非几剂所能建功，需长服一段时间或配成丸药服用。肺结核、糖尿病、肺心病、慢性虚弱病及妇女月经量少等疾病，临床辨证为阴虚内热证者，皆可用本方加减治疗。加减法：肺阴亏虚甚者，可加沙参、麦冬、紫菀等；脾胃阴伤甚者，可加玉竹、石斛等；津亏便秘者，可加加火麻仁、白芍、生地黄等；月经量少或闭经者，可加当归、生地黄、丹参等。

【典型医案】

气阴两虚咳喘案

张某，男，60岁，2012年11月15日初诊。

主因"咳喘3月余"来诊。3月来患者咳喘不断，服药未见明显疗效，今慕名来诊。现症：咳喘明显，活动后尤甚，饮食减少，心悸气短。观其身体瘦弱。舌质红，少苔，脉细数。患者既往慢性阻塞性肺疾病史10余年，冠心病史10年，胃炎病史5年。

辨证：气阴两虚

治法：益气养阴

处方：山药30g，玄参15g，生白术15g，鸡内金10g，杏仁10g，党参15g，麦冬30g，五味子5g，丹参15g。14剂，水煎600mL，分早中晚3次温服，日1剂。

二诊（11月22日）：症状明显减轻，只是胃脘部偶有胀满。上方加砂仁5g。又取14剂。

药后症状皆失，又取14剂巩固疗效。随访2年，症状控制较好。

按：患者久有心肺不足病史，又加秋季天气干燥，进而心肺胃气阴伤矣，故见以上诸症。治疗之法自当以益气养阴为主。上方即取张先生之资生汤合生脉饮加减而成，全方益心肺之气，养心肺之阴，兼养胃阴，又加杏仁降肺气，丹参和血脉。心肺气阴充足，功能正常，咳喘心悸自止矣。二诊中加砂仁，因方中补气养阴之药居多，取其理气除胀之意。

十全育真汤治虚劳

【原解】

十全育真汤出自张锡纯先生所著《医学衷中参西录》治阴虚劳热方中，此方主治虚劳证，症见肌肤甲错，形体羸瘦，饮食不壮筋力，或自汗，或咳逆，或喘促，或寒热不时，或多梦纷纭，精气不固，脉见弦数细微等。其方药由野台参四钱、生黄芪四钱、生山药四钱、知母四钱、玄参四钱、生龙骨四钱、生牡蛎四钱、丹参二钱、三棱钱半、莪术钱半组成。加减为：气分虚甚者，去三棱、莪术，加生鸡内金三钱；喘者，倍山药，加牛蒡子三钱；汗多者，以白术易黄芪，倍龙骨、牡蛎、山茱萸各一两煎服，汗止后再服原方；先冷后热而汗出者，其脉或更兼微弱不起，多系胸中大气下陷，用升陷汤。张先生解析此方说："方中用黄芪以补气，而即用人参以培元气之根本。用知母以滋阴，而即用山药、元参以壮真阴之渊源。用三棱、莪术以消瘀血，而即用丹参以化瘀血之渣滓。至龙骨、牡蛎，若取其收涩之性，能助黄芪以固元气；若取其凉润之性，能助知母以滋真阴；若取其开通之性，能助三棱、莪术以消融瘀滞也。至于疗肺虚之咳逆、肾虚之喘促，山药最良。治多梦之纷纭、虚汗之淋漓，龙骨、牡蛎尤胜。此方中意也，以寻常药饵十味，汇集成方，而能补助人身之真阴阳、真气血、真精神，故曰十全育真也。"张先生认为：仲景治劳瘵，有大黄䗪虫丸，有百劳丸，方中皆多破血之药。人身经络，皆有血融贯其间，内通脏腑，外溉周身，血一停滞，气化不能健运，劳瘵因之而成，是故劳瘵者肌肤甲错，血不华色。所以制十全育真汤，于补药剂中加三棱、莪术以通气血，实取仲景之意。故知，此方主治气阴亏虚兼血瘀之劳瘵证。

【心解】

十全育真汤为张先生治疗气阴两虚兼血瘀型虚劳而设，方中以补气养阴药为主，活血药为辅，兼顾自汗、寒热、多梦等症。本方主要病机要点为虚与瘀，虚为气阴两虚，瘀为血瘀。全方具益气养阴、活血化瘀之功效。细析此方可知：方中补气养阴药较多，药量亦重，活血药用量较轻，可见主要功效为补气养阴，活血药因其用量较小，取"活血之中兼有疏通经络"之意。另外，张先生指出，对于虚极之人，如用三棱、莪术量大，需加黄芪佐之，方可久服，否则恐伤气，可资借鉴。凡符合慢性病日久，或久虚及瘀，或虚中夹瘀特点的疾病都可用本方加减治之。加减法：伴血瘀重者，加大三棱、莪术用量；伴血虚重者，加当归、白芍；伴阳虚汗出者，加桂枝、炙甘草；伴肾气虚者，加山茱萸、枸杞子等。

【典型医案】

气阴两虚，气滞血瘀虚劳案

任某，女，55 岁，2012 年 5 月 10 日初诊。

主因"胃脘部胀满伴饮食减少 3 年"来诊。患者 3 年前出现胃脘部胀满不舒，食多则更甚，进而饮食逐渐减少，身体日消。于市某医院查胃镜示：慢性萎缩性胃炎。病理示：重度萎缩性胃炎，肠上皮化生（＋＋＋）。3 年来间断服药治疗，未见明显好转，今慕名来诊。现症：胃脘部胀满不舒，食多明显。气短汗出，时有心悸，动则更甚。查其面色晦暗无华，身体消瘦。舌紫暗，苔腻而干，脉弦细数。

辨证：气阴两虚，气滞血瘀

治法：益气养阴，理气化瘀

处方：党参 15g，黄芪 20g，山药 20g，玄参 10g，麦冬 15g，五味子 5g，生龙骨 30g，生牡蛎 30g，丹参 15g，莪术 10g，鳖甲 15g（先煎），姜半夏 10g，白术 15g，厚朴 10g，陈皮 10g，香附 10g，甘草 10g，三七粉 3g（冲）。7 剂，水煎 600mL，分早中晚 3 次温服，日 1 剂。

二诊：心悸汗出减少，纳食不多，上方加鸡内金 10g，又取 14 剂。

三诊：症状较前明显改善，纳食稍增，舌暗，脉弦细。上方加生麦芽 15g，取 14 剂。

之后患者每 2 周来诊一次，随症方药稍有加减，服用半年后，患者饮食正常，体重增加，已无任何不适症状。复查胃镜示：慢性浅表性胃炎。随访 1 年未见复发。

按：患者萎缩性胃炎日久不愈，渐而形成气滞血瘀、气阴两虚之证。治疗之法自当以益气养阴、理气化瘀为主。上方即是在十全育真汤的基础上加减而成。方中党参、黄芪、山药、白术、玄参、麦冬、五味子、鳖甲益气养阴，其中鳖甲还有软坚散结之功，对于各种萎缩性胃炎伴肠上皮化生、不典型增生有良效；黄芪、党参、麦冬、五味子加龙骨、牡蛎可以定悸止汗；半夏、厚朴、陈皮、香附理气除胀；丹参、莪术、三七活血化瘀；甘草调和诸药。二诊中加鸡内金以助消化。三诊中加生麦芽可以激发肝脏生生之气，起到疏肝的作用。上方加减进退治疗，患者共服半年而基本痊愈。

另外，对于气阴两虚证之汗多者，可用黄芪、生龙骨、生牡蛎以益气敛汗；伴心悸者，可加生脉饮以养心定悸，疗效甚佳，供大家参考。

参赭镇气汤治喘逆将脱

【原解】

参赭镇气汤出自张锡纯先生所著《医学衷中参西录》治喘息方中，主治阴阳两虚，喘逆迫促，有将脱之势，亦治肾虚不摄，冲气上干，致胃气不降作满闷等症。方药由野台参四钱、生赭石六钱、生芡实五钱、山茱萸六钱、生龙骨六钱、生牡蛎六钱、生杭白芍四钱、炒紫苏子二钱组成。张先生解析此方说："生赭石压力最胜，能镇胃气冲气上逆，开胸膈，坠痰涎，止呕吐，通燥结，用之得当，诚有捷效。仲景旋覆代赭石汤，赭石、人参并用，治伤寒发汗，若吐若下解后，心下痞硬，噫气不除者。参赭镇气汤中人参借赭石下行之力，挽回将脱之元气，以镇安奠定之，亦旋覆代赭石汤之义也。"又，山药能平补脾肺肾，为虚劳要药；山萸补肾助阳，收敛元气；生龙骨、生牡蛎、生芡实、生杭白芍益肾，收敛固脱；紫苏子降肺利膈。分析张先生方论，可知本方主治肺肾两虚之证。另外，对于脾肾两虚和心肾两虚证，症见喘逆者，也有不错的疗效。

【心解】

参赭镇气汤主治证的主要病机为阴阳两虚，阴虚为肾阴不足，阳虚为肺肾两虚。所以方中以补肺肾之药为主，佐以收敛之药。本方主症要点为喘逆迫促，有将脱之势。用药特点是用党参补气，用赭石镇胃气、冲气上逆以止喘，用山茱萸、生龙骨、生牡蛎收敛元气而固脱。需要指出的是，张先生善用收敛之药，如敛大汗，敛肝气，敛元气之脱，多喜用山茱萸、生龙骨、生牡蛎，这在《医学衷中参西录》一书中很多地方都有体现。据临证体会，参赭镇气汤对于虚喘较重，伴有汗多者确实良效。此外，张先生对于胃气上逆之呕吐、呃逆、胸闷等，证属本虚（脾气虚）标实（胃气逆）者，常喜把人参与赭石同用，疗效很好，书中也载有很多医案，可供参考。在临床上遇到急性心功能不全、慢性阻塞性肺疾病、肺源性心脏病等辨证为肺肾两虚证者皆可用本方加减治疗。

【典型医案】

心肾阴阳两虚气喘案

李某，男，61岁，2009年7月15日初诊。

主因"间断气喘，活动后加重2月"来诊。患者1月前行心梗后支架手术，术后出现气喘，活动后尤甚，伴有汗出，腰酸肢冷，心悸，疲乏无力，胃胀不舒。观其舌淡暗，苔白，脉沉细。

辨证：心肾阴阳两虚

治法：温振心肾之阳，兼以养阴

处方：红参10g，赭石15g，黄芪15g，桂枝10g，白芍15g，炙甘草10g，生龙骨30g，生牡蛎30g，山茱萸15g，山药15g，黑附片10g（单煎1小时以上）。7剂，水煎600mL，分早中晚3次温服，日1剂。

二诊：药后症状大减，气喘、汗出已愈，身体乏力较前减轻。上方去黑附片，又取14剂。

药后病愈，随访2年，控制良好。

按：患者心梗支架术后出现心肾阳虚，故见气喘、汗出肢冷、心悸乏力等症。治疗之法当以温振心肾阳气为主，兼以养阴。上方即取参赭镇气汤加减，收效颇好。因患者心肾阳气虚甚，故加桂枝、黄芪、黑附片补心肾之阳，白芍、山药养心肾之阴。患者因无咳嗽等症，故去参赭镇气汤中之紫苏子。

培脾舒肝汤治肝脾不调

【原解】

培脾舒肝汤出自张锡纯先生所著《医学衷中参西录》治气血郁滞、肢体疼痛方中。主治因肝气不疏，木郁克土，致脾胃之气不能升降，胸中满闷，短气等症。其方药由於白术三钱、生黄芪三钱、陈皮二钱、川厚朴二钱、桂枝尖钱半、柴胡钱半、生麦芽二钱、生杭白芍四钱、生姜二钱组成。张先生解析此方说："脾主升清，所以运津液上达。胃主降浊，所以运糟粕下行。方中白术、黄芪为补脾胃之正药，同桂枝、柴胡能助脾胃之升，同陈皮、厚朴能助胃气之降。清升浊降，满闷自去，无事专理肝气，而肝气自理。况桂枝、柴胡与麦芽，又皆为疏肝之妙品乎。用芍药者，恐肝气上升，胆火亦随之上升，且以解黄芪、桂枝之热也。用生姜者，取其辛散温通，能浑融肝脾之气化于无间也。从来方书中，麦芽皆是炒熟用之，惟陈修园谓麦芽生用，能升发肝气，可谓特识。盖人之元气，根基于肾，萌芽于肝，培养于脾，积贮于胸中为大气以斡旋全身。麦芽为谷之萌芽，与肝同气相求，故能入肝经，以条达肝气，此自然之理，无庸试验而可信其必然者也。然必生煮汁饮之，则气善升发，而后能遂其条达之用也。"以上分析为张先生创制此方之机理，可谓分析透彻，创见独到。

【心解】

培脾舒肝汤一方虽出自治气血郁滞、肢体疼痛方中，但在临床很多疾病中都能用到，此方诚为疏肝培脾之妙方也，常用来治疗肝脾不调证，尤其对于肝气虚不能疏调脾胃尤为合适。是方中除常用的疏肝健脾之药外，尤以生麦芽一味，运用尤为巧妙。如张先生在《医学衷中参西录》讲到"麦芽具生发之性，又兼消化之力，可用之疏肝，又能生发肝气"，就说到了生麦芽功效要点。临证体会，生麦芽对于肝气虚不能疏理脾胃有良效，其具生发肝气之性，可调动肝脏疏泄功能，单纯使用生麦芽一味，就有一定的疗效。如肝气虚甚，再加黄芪、人参、桂枝补气温阳之品，则取效更捷。加减法：伴胃气不降者，可酌加半夏、厚朴；伴中焦虚寒者，可酌加干姜、吴茱萸；伴气滞者，可酌加香附、砂仁等。另外，工作室有一弟子，说曾用此方治疗几例重症肌无力患者，取得很好的疗效，但方中黄芪用量较大，一般都在60g以上，供同道参考。消化系统疾病如胆汁反流性胃炎、慢性胃炎、消化性溃疡、功能性消化不良等辨证为肝郁（肝气虚致郁）脾虚证者皆可用本方加减治疗。

【典型医案】

肝郁脾虚，中焦虚寒案

李某，男，65岁，2014年10月15日初诊。

主因"脘腹部胀满不舒1年"来诊。患者1年来时常出现脘腹部胀满不舒，食后明显，受凉亦明显，伴有气短，倦怠乏力，便溏等。1年来间断服用疏肝健脾之中药间断治疗，未见好转，今慕名来诊。现症：脘腹胀满不舒，食后受凉尤甚，心悸气短，多汗，便溏。舌淡，苔白，脉弦细。

辨证：肝郁脾虚，中焦虚寒

治法：疏肝培脾，温中散寒

处方：黄芪20g，党参10g，生白术10g，陈皮10g，厚朴10g，桂枝10g，柴胡6g，生麦芽15g，白芍12g，半夏10g，干姜10g，砂仁6g，生龙骨20g，生牡蛎20g，炙甘草10g。7剂，水煎600mL，分早中晚3次温服，日1剂。

二诊（10月22日）：心悸汗出已不明显，脘腹胀满减轻，较前舒畅，上方去生龙骨、生牡蛎，又取7剂。

三诊（10月27日）：诸症大减，唯有脘腹受凉时稍有不舒，上方未做大的调整，又取14剂，痊愈。

按： 脘腹胀满不舒、食后受凉明显、心悸气短、多汗、便溏为中焦虚寒之证，脉弦细为肝气虚弱兼肝郁之象，故而应该补肝气，以求肝气足可以疏脾，单独使用疏肝之药则无效。故而此证治疗之法，应补肝、疏肝、培脾，温中散寒。方中黄芪、党参、白术补脾气兼可补肝气，又加柴胡、生麦芽疏理肝气，其中生麦芽又可激发肝脏之生气，使肝气得旺，自然肝之疏泄正常。二陈汤、桂枝汤合干姜、砂仁可温中和胃，生龙骨、生牡蛎可收敛肝气以敛汗。二诊时心悸多汗已止，故去生龙骨、生牡蛎。此病辨证得法，方药得当，诊治近1月而病愈。

扶中汤治久泄、劳瘵

【原解】

扶中汤出自张锡纯先生所著《医学衷中参西录》治泄泻方中，主治泄泻久不止，气血俱虚，身体羸弱，将成劳瘵之候。方药组成：於白术（炒）一两、生山药一两、龙眼肉一两。加减法：小便不利者加椒目（炒捣）三钱。张先生解析此方说："方中龙眼肉味甘能补脾，气香能醒脾，诚为脾家要药。且心为脾母，龙眼肉色赤入心，又能补益心脏，俾母旺自能荫子也。"又曰："山药色白入肾，味甘归脾，液浓归肾，是以能补肺，补肾兼补脾胃，在上能清，在下能固，利小便而止大便，真良药也。白术性温而燥，味苦微甘微辛，善健脾胃，治泄泻。"分析可知，张先生常用此方治疗气血虚弱型久泄、劳瘵证。

【心解】

张先生谓此方主治泄泻日久，气血两虚，身体羸弱，将成劳瘵之候。从组方分析来看，此方所治当以气血亏虚为主，泄泻当不甚重，思先生制方之意当以扶提中气为主，故命名此方为扶中汤。从临证体会来说，此方治疗心脾两虚证更为恰当。临证时凡遇到疾病后期中气不足、气血亏虚、身体羸弱者，用此方加减治疗，疗效很好。此方后加减法中有椒目一味，临证不常用，此药善于治水肿，利小便。临证时遇气血虚甚，可酌加黄芪、党参、当归、白芍、阿胶、鹿角片等。据临证体会，此方需较长时间服用方可见效，短期疗效不佳。我们治疗虚弱性疾病常在药膳食疗方中用到此方，收效颇好。各种消化系统疾病、循环系统疾病等辨证为心脾不足、气血两虚证者，皆可用本方加减治疗。

张先生治疗泄泻证，主张食疗为主。在其所创泄泻方中，以食疗方居多，如治疗脾胃湿寒的益脾饼，治疗阴虚劳热的薯蓣粥，还有治疗泄泻日久，肠滑不固的薯蓣鸡子黄粥，以及阴虚肾燥的薯蓣苄苣粥等。张先生认为食疗方服之不但可以疗病，还可充饥，不但充饥，更可适口，用之对症，病渐自愈，即使不对症，亦无他患。可见，张先生对于食疗是十分推崇的。需要指出的是，张先生食疗方中非常重视使用山药，认为山药必须生用，生用则既补脾气，又养脾阴，炒则无养阴之功，而且煮粥食之，其效更捷。此外，张先生治疗泄泻证，还有二方，一为治疗暑泄不止的加味天水散，一为治疗黎明泄泻的加味四神丸。我们也可根据具体情况而辨证用之。

【典型医案】

心脾两虚久泻案

张某，女，61岁，2013年6月15日初诊。

主因"泄泻5年伴心悸多汗1年"来诊。患者5年前出现便溏泄泻，日3～4次，间断就诊于乡医，症状时好时坏，整体情况未见好转。近1年来又时常出现心悸汗出，但泄泻未见加重，今慕名来诊。现症：心悸汗出，活动后明显，泄泻日2～3次。观其面色发黄，精力较差。舌暗淡，苔白，脉弦细。

辨证： 心脾两虚

治法： 养心健脾

处方： 炒白术15g，山药15g，龙眼肉15g，黄芪15g，当归15g，党参15g，五味子5g，麦冬15g，陈皮10g。7剂，水煎600mL，分早中晚3次温服，日1剂。

二诊（6月22日）：症状较前减轻，偶有腹部怕凉。舌淡暗，苔白，脉弦细。上方加炮姜10g，又取7剂。

三诊（6月29日）：心悸汗出减轻，泄泻亦减轻，偶有腰酸不舒。舌转淡，苔白，脉细。上方加杜仲10g，山茱萸15g。取14剂。

药后诸症皆除，病愈。

按：患者久泄伤脾，脾伤日久，心气亦不足，终见心脾两虚之象。治疗之法当以养心健脾为主。上方中即用扶中汤合生脉饮、当归补血汤化裁而成，方中加陈皮可防止补气养血药之壅滞。二诊中加炮姜以祛寒。三诊中加杜仲、山茱萸可补益心肾，使腰痛可除。患者共服4周而病愈。

参赭培气汤治膈食

【原解】

参赭培气汤出自张锡纯先生所著《医学衷中参西录》治膈食方中，主治中气不旺，胃气不能息息下降，而乘虚上干，致痰涎随逆气上并，以壅塞贲门，而生噎膈反胃者。方药由潞党参六钱、天冬四钱、生赭石八钱（轧细）、清半夏三钱、肉苁蓉四钱、知母五钱、当归身三钱，柿饼霜五钱组成。加减为：若服数剂无大效，当系贲门有瘀血，宜加三棱、桃仁各二钱。张先生解析此方说："故治此证（膈食）者，当以大补中气为主，方中之人参是也。以降逆安冲为佐，以清痰理气为使，方中之赭石、半夏、柿霜是也。又虑人参性热，半夏性燥，故又加知母、天冬、当归、柿霜，以清热润燥，生津生血也。用苁蓉者，以其能补肾，即能敛冲，冲气不上冲，则胃气易于下降。且患此证者，多有便难之虞，苁蓉与当归、赭石并用，其润便通结之功，又甚效也。若服数剂无大效，当系贲门有瘀血，宜加三棱、莪术各二钱。"由上张先生对方药的分析，可知治疗膈食之证的原则为大补中气为主，降逆安冲为佐，清痰理气为使，余随症治之。

【心解】

噎，《说文》曰："饭窒也。"膈，通"隔"，障也。噎膈是指食物吞咽受阻，或食入即吐的一种疾病。张先生解释噎膈病机说："此证系中气衰弱，不能撑悬贲门，以至贲门缩如藕孔，痰涎遂易于壅滞，因痰涎壅滞冲气更易于上冲，所以不能受食。"治疗之法为大补中气为主，降逆安冲为佐，清痰理气为使。又说："迨之用方既久，效者与不效者参半。

后治一叟，见其频频吐脓血，乃恍悟系贲门有瘀血肿胀也。故后遇噎膈用参赭培气汤无效者，则加活血消瘀之药。若原方愈服愈见效，七八剂后可于原方中加桃仁、红花数钱。若初服见效，继服不能见效者，可于原方中加三棱二钱、䗪虫钱半。再于汤药之外，每日口含化服变质化瘀丸三丸或四丸，久之当有效验。若瘀血已成溃疡，而脓未尽出者，又宜投以山甲、皂刺、乳香、没药、花粉、连翘等，以消散之。"由上可知，噎膈病机根本为气虚血瘀，故治疗当以补气化瘀为大法。临证体会治疗本病，除补气降逆化痰之外，也需加活血破瘀之药来治疗。具体来说，补气之药用红参、党参；降逆之药用半夏、厚朴、枳实、赭石；化痰之药用瓜蒌、浙贝母、旋覆花；化瘀之药当视其轻重，轻者用桃仁、红花、三棱、莪术，重者当用水蛭、土鳖虫。噎膈为临床难治之症，非一朝一夕所能建功，治疗时更应胆大而心细，循序而渐进。总之，我们治疗噎膈应本着祛邪不伤正的原则，时时注意保护正气，正气在，则疾病易除，如正气伤，则病危矣！食道癌、食管炎、食管狭窄、食管溃疡、贲门失弛缓症及贲门痉挛等与本病病机相似者，皆可用上方辨证加减治疗。

【典型医案】

气虚血瘀，胃气上逆案

王某，男，61岁，2012年10月12日初诊。

主因"胸骨后堵闷不舒伴疼痛3个月"来诊。患者3月前感觉胸骨后不舒，卧位及食后明显，后自觉进食馒头类硬食后堵闷明显，自服胃药，疗效不佳。现症：胸骨后堵闷不舒，进食后明显，偶有食吐现象，便不爽。舌淡暗，苔白稍腻，脉弦细。查胃镜示：反流性食管炎；Barrett食管？

辨证：气虚血瘀，胃气上逆

治法：补气化瘀，和胃降逆

处方：清半夏10g，薤白10g，瓜蒌15g，党参20g，麦冬10g，赭石 20g，厚朴 10g，肉苁蓉 10g，当归 10g，旋覆花 10g，莪术 10g，桃仁 10g，川芎 10g，砂仁 6g。7 剂，水煎 600mL，分早中晚 3 次温服，日 1 剂。

二诊（10 月 19 日）：药后诸症减轻，偶有呃逆，上方加枳壳 15g，又取 7 剂。

三诊（10 月 26 日）：诸症已不明显，巩固疗效，上方加香附 10g，又取 14 剂。

之后患者又间断服药 1 月，上方稍作加减，没作太大变动。三月后复查胃镜示：浅表性胃炎。患者又服 2 周中药巩固疗效，后随访 1 年未复发。

按：患者卧位及进食后堵闷明显，与患者反流性食管炎引起食道黏膜水肿有关，又加之胃镜示"Barrett 食管？"，这必须引起我们的高度重视，曾建议患者去上一级医院明确诊断，未应。依据患者舌、脉、症，可辨证为气虚血瘀、胃气上逆证。治疗之法当以补气化瘀、和胃降逆为主。上方即用瓜蒌薤白半夏汤合参赭培气汤加减而成。方中瓜蒌薤白半夏汤宽胸散结，降逆和胃；参赭培气汤补气化瘀，和胃理气；又加莪术、桃仁、川芎增加化瘀之力。患者共服中药 2 月余而取良效。

定心汤治心悸怔忡

【原解】

定心汤出自张锡纯先生所著的《医学衷中参西录》治心病方中，主治心悸怔忡。方药由龙眼肉一两、酸枣仁（炒）五钱、山茱萸五钱、柏子仁（炒）四钱、生牡蛎四钱、生明乳香一钱、生明没药一钱组成。加减法为：心因热怔忡者，酌加生地黄数钱。若脉沉迟无力者，多因大气下陷，详观升陷汤跋语及诸案，自明治法。张先生解析此方说："《内经》谓心藏神，神既以心为舍宇，即以心中之气血为保护，有时心中气血亏损，失其保护之职，心中神明遂觉不能自主而怔忡之疾作焉。故方中用龙眼肉补心血；枣仁、柏仁补心气；用龙骨入肝安魂；牡蛎入肺定魄；魂魄者心神之左辅右弼也，且二药与萸肉并用，大能收敛心气之耗散，并三焦之气化亦可因之团聚。特是心以行血为用，心体常有舒缩之力，心房常有启闭之机，若用药一于补敛，实恐于舒缩启闭之运动有所妨碍，故又少加乳香、没药之流通气血者以调和之。其心中兼热用生地者，因生地既能补血以补虚，尤善凉血以清热，故又宜视热之轻重而斟酌加之也。"由上分析可知，此方主要以益心气、养心血为主，心神得安，故名定心汤。

【心解】

张先生所创制的定心汤主治心气阴两虚证，此方特点是大队益心阴、安心神之药中，少佐活血通滞之药。如方中龙眼肉用一两，炒酸枣仁用五钱、山茱萸用五钱，而乳香、没药则用一钱。张先生在文中解释了心肺相通之生理，又详析了心悸怔忡发作之病理，还将心跳分为真心跳与假心跳，真者手扪之实觉其跳，假者手扪之不觉其跳。又谓真跳者又分两种。一为心体自病，若心房门户变大、小、窄、阔之类，可用定心汤，将方中乳香、没药皆改为三钱，更加当归、丹参各三钱；一为心不自病，因身弱而累心致跳，当用第一卷治劳瘵诸方治之。可见，在当时那个时代，张先生的这种解析与用方，具有非常重要的进步意义。据临证对心悸怔忡证体会，一般而言，心之气阴不足时，心阳也常受损，所以对心悸怔忡属心阴阳两虚证时，我们常用定心汤合生脉饮、桂枝甘草来治疗。定心汤善于养心阴、安心神，生脉饮善于补心气，桂枝甘草汤善于温心阳，三方合之心之气血阴阳皆能补之，故而心悸怔忡自能消失矣！慢性心功能不全、冠心病、心绞痛、轻度贫血等辨证为心气阴两虚证或心阴阳两虚证时，皆可用合方加减治之。

【 典型医案 】

心气血两虚心悸怔忡案

孙某，男，53 岁，2013 年 3 月 11 日初诊。

主因"间断心悸怔忡 2 年余"来诊。患者 2 年前出现心悸怔忡，间断发作，伴气短汗出，自服复方丹参滴丸及硝酸酯类药，当时可缓解，但旋即又发，呈加重趋势。现症：间断心悸怔忡，活动后明显，伴气短汗出，睡眠不佳。舌淡，苔薄白，脉细数。

辨证：心气血两虚

治法：补心气，养心血

处方：太子参 30g，麦冬 15g，五味子 5g，丹参 15g，龙眼肉 15g，炒酸枣仁 15g，山茱萸 10g，炒柏子仁 10g，生牡蛎 30g，生牡蛎 30g，生地黄 15g，赤芍 10g，没药 5g。7 剂，水煎 600mL，分早中晚 3 次温服，日 1 剂。

二诊（3 月 18 日）：症状较前明显好转，偶有畏寒，上方加桂枝 10g，炙甘草 15g。又取 7 剂。

三诊（3 月 25 日）：诸症皆失，又取 7 剂。病愈。

按：依据患者舌、脉、症，可辨证为心气血两虚证。治疗自当以补心气、养心血为主。一诊方即是用定心汤合生脉饮加减来补心气、养心血、安心神。二诊时患者畏寒，考虑心阳不足，故合用桂枝甘草汤温振心阳。三方合用，共奏补心气、养心血、益心阴、温心阳之功。患者服20余剂而病愈。

寿胎丸治滑胎

【原解】

寿胎丸出自张锡纯先生治女科方中，主治滑胎。方药组成为：菟丝子四两（炒熟）、桑寄生二两、川续断二两、真阿胶二两。用法为：将前三味轧细，水化阿胶和为丸，干足一分重。服法为：每服二十丸，开水送下，日再服。加减法为：气虚者加人参二两，大气陷者加生黄芪三两，食少者加炒白术二两，凉者加炒补骨脂二两，热者加生地黄二两。

张先生解析此方说："愚于千百味药中，得一最善治流产之药，其为菟丝子也。何以言之？凡植物之生，皆恃有根，独菟丝子初生亦有根，及其蔓缠禾稼之上，被风摇动，其根即断，而其根断之后，益蕃延盛茂于禾稼之上，致禾稼为之黄落，此诚善取所托者之气化以自养者也。藉此物之性质，以变化胎之性质，能使所结之胎善于吸取母气，此所以为治流产之最良药也。"进而说"且男女生育，皆赖肾脏作强。菟丝大能补肾，肾旺自能荫胎也。寄生根不着土，寄生树上，又复隆冬茂盛，雪地冰天之际，叶翠子红，亦善吸空中气化之物。且其寄生于树下，亦犹胎之寄母腹中，气类相感，大能使胎气强壮，故《本经》载其能安胎。续断亦补肾之药，而其节之断处，皆有筋骨相连，大有连属维系之意。阿胶系驴皮所熬，驴历十二月始生，较他物独迟。以其迟，挽流产之速，自当有效。且其胶系阿井之水熬成，阿井为济水之伏流，以之熬胶，最善伏藏血脉，滋阴补肾，《本经》亦载其能安胎也。"又补充说："故方中重用菟丝子为主药，而以续断、寄生、阿胶诸药辅之。凡受妊之妇，于两月之后徐服一料，必无流产之弊。至若气虚者，加人参以补气。大气陷者，用黄芪以升补大气。饮食减少者，加白术以健补脾胃。

凉者，加补骨脂以助肾中之阳。热者，加生地黄以滋肾中之阴。临时斟酌适宜，用之无不效者。"

张先生在《论治妇人流产》中对滑胎亦有精辟之论述，其讲到："流产为妇人恒有之病，而方书所载保胎之方，未有用之必效者。诚以保胎之药，当注重于胎，以变化胎之性情气质，使之善吸其母之气化以自养，自无流产之虞。若但补助妊妇，使其气血壮旺固摄，以为强自能荫子，此又非熟筹完全也。愚临证考验以来，见有屡次流产者，其人恒身体强壮，分毫无病。而身体软弱者，恐生育多则身体愈弱，恐其流产而偏不流产。于以知或流产，或不流产，不尽关于妊妇身体之强弱，实兼视所受之胎善吸取其母之气化否也。"张先生据其临证心得，遂创寿胎丸以为治，并嘱曰："此方乃预防之法，非救急之法。若胎气已动，或至下血者，又另有急救之方。"

张先生认为："究之胎得其养，全在温度适宜，过凉之药故不可保胎；即药过于热，亦非所以保胎也。"其又根据《本经》谓黄芩下血闭，认为黄芩非保胎之药，可得借鉴。

【心解】

张先生治疗滑胎证，现代称流产，常从补肾入手，认为肾强自能安胎。其创制寿胎丸治疗，曰此方不但补母，亦可补子，可谓开治疗滑胎又一法门。寿胎丸组方简而精，张先生使用取类比象法解析，让后学者容易理解，又不失传统之思维。此方临证验之很有效验，至今仍为治疗滑胎之代表方。

滑胎之治，我们在继承寿胎丸经验的基础上，从补益脾肾入手而顾护胎元，经过多年临证总结一经验方，取名"寿胎加味丸"，疗效满意，介绍如下。

基本方：菟丝子 30g，桑寄生 30g，续断 30g，阿胶 10g，炒杜仲 30g，补骨脂 15g，生地黄 15g，女贞子 15g，墨旱莲 15g，黄芪 15g，白术 10g。药物制服法：诸药混合均匀后共为细末，炼蜜为丸，每丸 10g

重。自明确妊娠诊断之日起开始服药，每日 3 次，每次 1 丸，饭前半小时服。连服 7 个月，直至生产前。

功效：补肾、健脾、安胎

方解：妊妇腹中胎儿借脾气以长，赖肾气以举。方中菟丝子、桑寄生、续断、炒杜仲、阿胶、二至丸滋阴补肾，养血安胎；黄芪、白术健补脾胃。脾肾健旺，自能安胎。其中《本经》载桑寄生、阿胶能安胎。《本草正义》载杜仲能暖子宫，安胎气。生地黄清凉而润，可佐制以上温燥药伤阴之弊。本方不但治母，而且治子，通过母子同治，共达安胎之效。现代研究表明寿胎丸及其加减方具有抑制子宫平滑肌收缩活动，增强黄体功能，提高雌激素水平及补肾安胎等作用。此外，"寿胎加味丸"亦是预防习惯性流产之法，非救急之法。临证上如遇见先天缺陷或流产急症，亦须结合西医学治疗，不可盲目一味保胎，贻误病情。

【 **典型医案** 】

脾肾两虚滑胎案

郑某，女，28 岁，2007 年 4 月 20 日诊。

主因"不孕 1 年余"来诊。患者曾先后怀孕 2 次，皆于孕 3 月余停止发育后出现自然流产，既往彩超示：有胎心无胎芽生长，胎芽大小与月份不符。曾先后在天津多家医院就诊，夫妇双方行生育检查，未见异常。现症：腰酸腰痛，倦怠纳差，舌淡胖大。苔薄白，脉弦细。妇科彩超：子宫前位（前壁较后壁厚 4 ～ 5 倍），无优势卵泡。西医诊断为继发性不孕，习惯性流产。

辨证：脾肾两虚，胎元不固

治法：补肾促孕，健脾养胎

处方：菟丝子 30g，枸杞子 30g，桑寄生 20g，续断 20g，杜仲 15g，熟地黄 15g，阿胶 10g（烊化），砂仁 10g，甘草 10g。水煎 450mL，分早中晚 3 次温服，日 1 剂。

二诊（9 月 6 日）：服上方药治疗 4 月余，自查尿妊娠试纸（＋），故来院检查，彩超显示：可见胎囊及胎心搏动。诊断为早孕（约6周）。现多睡，舌淡胖大，苔薄白，脉弦滑细。上方加艾叶10g，取10剂。

三诊（9月15日）：因饮食不慎，出现腹痛、腹泻，舌淡，苔腻带黄。查大便常规示：红细胞（＋）/HP。初诊方加黄连5g，待腹痛、腹泻愈后，去黄连。

四诊（10月13日）：服药2天后腹痛、腹泻已愈。彩超复查示：妊娠囊6.2cm×4.5cm，臀头距4.0cm，可见胎心搏动。继守初诊方30剂。

五诊（11月12日）：诉头痛，咳嗽，呕吐，唇边有红色肿起，考虑为感冒，予初诊方加用金银花、浙贝母各15g，紫苏叶10g，竹茹10g。

六诊（2月10日）：稍有咳嗽，无头痛及呕吐。复查彩超示：双顶径4.8cm，股骨长3.0cm，中期妊娠20W$^+$。续用五诊处方，并改为3日服1剂，晚服药1次。

七诊（2008年1月26日）：诉鼻塞，流清涕。舌尖红，苔薄黄，脉滑数。嘱暂停服保胎方。**处方**：紫苏叶10g，辛夷10g，白芷10g，金银花15g，菊花15g，芦根15g，羌活3g，黄芩5g，甘草5g。取10剂，日1剂。

八诊（3月3日）：无不适，现孕7月20天。复查彩超示：宫内单胎头位，颈部有压迹，双顶径8.0cm，股骨长6.0cm。继服初诊方药，3日服1剂，晚服药1次。

随访：患者于2008年5月10日顺产一女孩。2009年10月8日于医院偶遇患者夫妻及其女儿，其女活泼可爱，发育正常。

按：腰酸腰痛为肾虚，纳差倦怠为脾虚，舌淡胖大、苔薄白、脉弦细亦为脾肾两虚之征象。治疗应以补肾促孕，健脾养胎为主。上方中菟丝子、枸杞子、桑寄生、续断、杜仲、熟地黄补肾培元；砂仁理气健脾安胎；阿胶滋阴补肾，养血安胎；甘草调和诸药。全方有补肾促孕，健脾养胎之功。患者经服药数月，虽怀孕期间先后出现腹泻、腹痛、感冒、咳嗽诸病，均据原方加减治疗，最终顺产婴儿，足证寿胎丸之良效。

消乳汤治结乳肿痛

【原解】

消乳汤出自张锡纯先生所著《医学衷中参西录》治女科方中，此方主治结乳肿疼或乳痈新起者。若已作脓，服之亦可消肿止疼。并治一切红肿疮疡。此方由知母八钱、连翘四钱、金银花三钱、穿山甲二钱（炒捣）、瓜蒌五钱、丹参四钱、生明乳香四钱、生明没药四钱组成。张先生对此方论述不多，只是在方后载有一案，从其临证效验来看，疗效很好。因书中未对此方作过多解析，所以我们在原解中不作分析，以免曲解先生原意。

【心解】

消乳汤一方，药物由知母、连翘、金银花、穿山甲、瓜蒌、丹参、乳香、没药组成，具有清热散结，活血通络之功。方中以金银花、连翘、知母清热解毒，穿山甲、瓜蒌散结通络，丹参、乳香、没药活血散瘀。此方药味虽少，但却紧扣病机，用之对证，即效如桴鼓。其在临床上常用来治疗乳痈证，也治一切红肿疮疡。

据临证体会，用消乳汤加减治疗乳痈，疗效甚佳。此方与仙方活命饮功效有相近之处。消乳汤和仙方活命饮皆治乳痈和红肿疮疡，但仙方活命饮所治红肿疮疡可兼有表证、热证。两方相比之下，前方较仙方活命饮药力稍弱。临证中我们常依据病情轻重选用两方，或单用，或合用。此外，方中金银花一药，甚为关键，为治疗阳证乳痈或疮疡关键之药。其清热解毒之功，非他药所能及，一般而言，轻者用15g，重者30g，甚者更多。加减法为：红肿热痛甚者，可加蒲公英、紫花地丁、野菊花等以增清热解毒之力；血热盛者，可加牡丹皮，赤芍以凉血；便秘者，可见大黄以泻热通便；口渴，兼舌红少苔者，可加石膏、生地黄以清热养阴生津。

【典型医案】

热毒结乳，肝气郁结，瘀阻乳络案

张某，女，35岁，2013年6月2日诊。

主因"右乳房红肿热痛1周"来诊。患者生孩1月，在喂乳期间，1周前发现右乳房红肿热痛，左乳不明显，未予重视。但1周来疼痛加剧，红肿、发热感加重。因其月经不调时来诊调理而愈，故再次前来。现症：右乳房红肿热痛，生气时加重。发热，面红，测体温 T：38.8℃。查右乳红肿而硬，不敢触碰。舌红，苔薄黄，脉弦数。

辨证：热毒结乳，肝气郁结，瘀阻乳络

治法：清热解毒，疏肝散结，活血通络

处方：金银花20g，连翘15g、知母15g，炙穿山甲粉5g（冲服）、瓜蒌15g、丹参15g、当归15g，赤芍15g，乳香10g、没药10g、浙贝母10g、柴胡10g。3剂，水煎600mL，分早中晚3次温服，日1剂。

二诊（6月5日）：右乳红肿热痛明显减轻，上方又取3剂。病愈。

按：患者乳房红肿热痛，发热，生气时加重，加之舌红、苔黄、脉弦数，可辨证为热毒结乳、肝气郁结、瘀阻乳络证。治疗之法应以清热解毒、疏肝散结、活血通络为主。上方即取消乳汤方义治疗而愈。方中用金银花、连翘、知母清热解毒；瓜蒌、穿山甲，浙贝母散结通络；丹参、当归、赤芍、乳香、没药活血散瘀。此外，肝经过乳，故用柴胡疏肝解郁，又可做肝经引经药。药对病证，患者仅服6剂而病愈。上方也可视为消乳汤与仙方活命饮的合方加减而成。

滋乳汤治产后少乳

【原解】

滋乳汤出自张锡纯先生所著《医学衷中参西录》治女科方中，主治由于气血亏虚或经络瘀阻所致的少乳证。其方药由生黄芪一两、当归五钱、知母四钱、玄参四钱、穿山甲二钱（炒捣）、路路通大者三枚（捣）、炒王不留行四钱组成。另外，需用丝瓜瓤作引，无者不用亦可。若用猪前蹄两个煮汤，用以煎药更佳。张先生在书中只载其方，未作论述，此处我们不作解析，以免曲解先生原意。

【心解】

少乳一证，临证治之甚多，病因以气血亏虚、气滞血瘀为主，故治疗常以益气养血、疏肝化瘀为法。但无论何种治法，常需伍以通乳之药，如炙穿山甲、炒王不留行、通草、木通、路路通等，才能取得更好的疗效。分析张先生此方以补气养血、通经活络为主。方中用黄芪、当归益气养血；穿山甲、路路通、炒王不留行、丝瓜瓤、猪蹄通经活络；知母、玄参养阴清热，又能反佐补气养血药燥烈之性，对于少乳证以气血亏虚为主兼见阴虚血热者尤为适宜。先贤有言"穿山甲、王不留，妇人食了乳长流"，穿山甲、王不留行配伍使用有通经下乳之功，常用来催乳下奶，为常用对药。另外，对于属气滞血瘀之少乳证，我们临证时常以疏肝理气、化瘀通乳为主，方常在四物汤合柴胡疏肝散的基础上随症化裁。本方加减法为：气血亏虚甚者，可加丹参、阿胶或合用四物汤；腰痛者，可加杜仲、川续断；肝郁气滞者，加柴胡、香附等；血瘀者，可加川芎、赤芍、桃仁、红花等；无阴虚血热者，应减知母、玄参之量，或去之。

【典型医案】

气血亏虚，乳络不通案

张某，女，35岁，2012年10月15日初诊。

主因"产后10日乳少"来诊。现症：乳少，伴气短乏力，汗出，腰酸。舌淡，苔白，脉细弱。

辨证：气血亏虚，乳络不通

治法：补气养血，兼以通络

处方：黄芪30g，党参10g，当归15g，炙穿山甲5g，王不留行10g，通草6g，鹿角片（先煎）10g，熟地黄15g，陈皮3g。3剂。水煎450mL，分早中晚3次温服，日1剂。另，煮食猪蹄1个，饮汤。

二诊（10月18日）：药后乳汁增加，气短乏力、汗出减轻，腰已不酸。原方又取7剂。药后诸症失，乳汁充足。

按：产后乳少者多以气血亏虚为主，气短乏力、汗出亦因气血亏虚所致。腰酸乃因肾精亏损，舌淡、苔白、脉细弱亦为气血亏虚之征象。因精血互生，精亦能生乳，精亏则血少，乳化则无源。此外，血之生乳必由气之所化，故治疗乳少当以补气养血、益精通乳为主。上方即取滋乳汤方义。方中用黄芪、党参、当归补气养血；炙穿山甲、王不留行、通草疏通乳络；鹿角片、熟地黄补肾益精血；陈皮可防补药之壅滞。药对病证，患者服10剂而乳足。

温冲汤治妇女虚寒不育

【原解】

温冲汤出自张锡纯先生所著《医学衷中参西录》治女科方中，主治妇女血海虚寒不育。方药由生山药八钱、当归身四钱、乌附子二钱、肉桂二钱（后下）、炒补骨脂三钱、炒小茴香二钱、核桃仁二钱、煅紫石英八钱、真鹿角胶二钱（另炖）组成。张先生解析说："女子不育，多责之冲脉。郁者理之，虚者补之，风袭者祛之，湿胜者渗之，气化不固者固摄之，阴阳偏胜者调剂之。冲脉无病，未有不生育者。而愚临证以来，凡其人素无他病，而竟不育者，大抵因相火虚衰，以致冲不温暖者居多。因为制温冲汤一方，主治病者平素畏坐凉处，畏食凉物，经脉调和，而艰于生育者。"先生因思《本经》谓紫石英"味甘，温……主女子风寒在子宫，绝孕，十年无子"之语，于临证中遂创此方。方中重用紫石英，取其性温质重，能引诸药直达于冲中，而温暖之。其余先生对本方未作过多论述，此处我们不作分析，以免曲解。

【心解】

温冲汤一方，为张先生主治妇人冲寒不孕而设。方药由山药、当归、附子、肉桂、炒补骨脂、炒小茴香、核桃仁、煅紫石英、鹿角胶组成。全方具有温冲散寒、补肾养血之功。方中用附子、肉桂、炒小茴香温冲散寒；山药、煅紫石英、核桃仁补肾填精；当归、鹿角胶养血。全方用药精当，紧扣冲寒不育病机，用之对症，确有良效。

妇人不育多与气血亏虚、胞宫虚寒、肾虚精亏有关。治法上从补气养血、温阳散寒、补肾益精入手，多能取效。妇人不育常伴有月经不调，所以在运用以上治法的同时，也常兼以调经，经调自然能够受孕。在治疗不育方中，温冲汤与少腹逐瘀汤较为常用，有时也常合用，两方皆有温阳散寒之功，但温冲汤温阳散寒之外，兼有补肾养血之功，而少腹逐瘀汤温阳散寒之外，兼有活血化瘀之力，两者同中有异，注意区别。此外，温冲汤中附子有毒，恐对妊妇胚胎造成影响，可用炮姜代替附子，一家之言，供大家参考。另，如无鹿角胶，也可用鹿角片代替。

【典型医案】

下焦虚寒，宫寒不孕案

李某，女，30岁，2012年4月15日诊。

主因"婚后不孕3年"来诊。患者3年来一直未孕，妇科检查未见明显异常，平素畏寒怕冷，下腹部如受凉后常有腹痛，月经尚调。现症：不孕，畏寒，腹部受凉后隐痛，时有腰痛不舒。舌淡暗，苔白，脉弦细。

辨证：下焦虚寒，宫寒不孕

治法：温阳散寒，温宫促孕

处方：炮姜10g，小茴香10g，山药30g，当归15g，肉桂6g，鹿角片10g（先煎），补骨脂10g，川续断15g，杜仲10g。15剂，水煎600mL，分早中晚3次温服，日1剂。

二诊（4月29日）：腹部畏寒好转，腰痛亦好转。上方加紫石英15g，又服15剂。

前方未做加减，又服30剂后，诸症皆失，再取30剂后，月经未至，医院检查已受孕。之后又用张先生创制的寿胎丸巩固疗效。2年后随访得知生一健康女婴。

按：婚后不孕3年，平素畏寒怕冷，下腹受凉后常有腹痛，又加之月经后期，腰痛不舒，结合舌淡暗、苔白、脉弦细，此患者应辨证为下焦虚寒、宫寒不孕证。治疗之法当以温阳散寒、温宫促孕为主。上方即取温冲汤方义加减。方中用炮姜、肉桂、小茴香温阳散寒，用山药、补骨脂、川续断、杜仲益肾暖宫，用当归、鹿角片以补肾养血。证对药准，故收佳效。

理冲汤治妇女经闭

【原解】

理冲汤出自张先生所著《医学衷中参西录》治女科方中，主治妇女经闭不行或产后恶露不尽，结为癥瘕，以致阴虚作热，阳虚作冷，食少劳嗽，虚证沓来。亦治室女月闭血枯。并治男子劳瘵，一切脏腑癥瘕、积聚、气郁、脾弱、满闷、痞胀、不能饮食。方药组成为：生黄芪三钱、党参二钱、於白术二钱、生山药五钱、天花粉四钱、知母四钱、三棱三钱、莪术三钱、生鸡内金三钱。煎服法为：用水三盅，煎至将成，加好醋少许，滚数沸服。加减法为：服之觉闷者，减去於白术。觉气弱者，减三棱、莪术各一钱。泻者，以白芍代知母，於白术改用四钱。热者，加生地黄、天冬各数钱。凉者，知母、天花粉各减半，或皆不用。凉甚者，加肉桂（捣细冲服）、乌附子各二钱。瘀血坚甚者，加生水蛭二钱。若其人坚壮无他病，惟用以消癥瘕积聚者，宜去山药。妇人未产育者，三棱、莪术宜斟酌少用，减知母之半，加生地黄数钱。若妇人血分虽瘀，而月信犹未闭者，亦少用三棱、莪术。若身体羸弱，脉虚数者，去三棱、莪术，鸡内金改用四钱。迨气血渐壮，瘀血未尽消者，再用三棱、莪术。若男子劳瘵，三棱、莪术亦宜少用或用鸡内金代之亦可。张先生解析此方说："初拟此方时，原专治产后瘀血成癥瘕，后治室女月闭血枯亦效，又治男子劳瘵亦效验，大有开胃进食，扶羸起衰之功。"又分析说："方中三棱、莪术消冲中瘀血，而即用参芪诸药保护气血，则瘀血去而气血不至伤损。且参芪能补气，得三棱、莪术以流通之，则补而不滞，而元气愈旺。元气既旺，愈能鼓舞三棱、莪术之力以消癥瘕。"由以上分析可知，先生创理冲汤主治气虚血瘀所导致的经闭、癥瘕、劳瘵等病证。

【心解】

理冲汤一方，张先生原为癥瘕、经闭而设，后又用来治疗男子劳瘵等。从功效分析，方中黄芪、党参、於白术、山药益气扶正，知母、天花粉养阴清热，三棱、莪术活血软坚，鸡内金消化饮食。全方共奏益气养阴、活血化瘀、软坚散结之功。据临证体会，此方常用于治疗属气虚血瘀证的疾病或各种慢性消耗性疾病。需要指出的是，原方加减变化较多，我们应依据张先生原意分析体会而加减，方能取得较好的疗效。加减法为：气虚甚者，加重黄芪、党参、白术之量；药后脘腹胀者，加陈皮、砂仁；阴虚者，加生地黄、沙参；阳虚者，加桂枝、附子；血瘀甚者，加桃仁、红花、川芎、水蛭等。慢性萎缩性胃炎、肝硬化早期、肠道疾病、妇科疾病等辨证为气虚血瘀证者皆可用本方加减治疗。

【典型医案】

气虚血瘀经闭案

冯某，女，38 岁，2009 年 10 月 13 日诊。

主因"闭经 6 月"来诊。患者月经未至已 6 月。平素月经量少，纳食欠佳，常有倦怠乏力感。现症：经闭不行，倦怠乏力，纳食欠佳。观其面色黄。舌淡暗，苔薄白，脉弦细。中医诊为闭经。

辨证：气虚血瘀

治法：益气化瘀

处方：益母草 30g，当归 15g，黄芪 20g，党参 15g，白术 10g，香附 15g，三棱 10g，莪术 10g，鸡内金 10g。7 剂，水煎 600mL，分早中晚 3 次温服，日 1 剂。

二诊（10 月 20 日）：症见好转，偶有咽干不舒，查舌尖稍红。上方加知母 10g。又取 7 剂。

三诊（10 月 27 日）：除经期未至外，其余症状皆无，又取 7 剂。

之后又取三诊方 7 剂，月经来临，药停。3 天后月经已过，经量尚可。又据三诊方加减调服 1 月，月经基本恢复正常。

按： 依据月经量少，常感倦怠乏力，舌淡、苔白、脉细，辨证为气虚。又据经闭不行，舌暗，脉弦辨证为血瘀。纳食欠佳乃气虚运化无力所致。故应辨证为气虚血瘀证，治法自当以益气化瘀为主。上方中黄芪、党参、白术益气补虚；益母草、当归、三棱、莪术调经化瘀；香附理气；鸡内金助运。全方共奏益气化瘀之功。二诊中舌尖红因有热象，故加知母滋阴清热。上方即依理冲汤方义，前后加减 2 月而取良效。

固冲汤治妇女血崩

【原解】

固冲汤出自张锡纯先生所著的《医学衷中参西录》治女科方中，主治妇女血崩。方药组成为：生黄芪六钱、炒白术一两、煅龙骨八钱、煅牡蛎八钱、山茱萸八钱、生杭白芍四钱、海螵蛸四钱、茜草三钱、棕边炭二钱、五倍子五分（药汁送服）。全方具补脾益肾、固冲摄血之功。加减法为：脉象热者加大生地黄一两；凉者加乌附子二钱；怒后因肝气冲激血崩者，加柴胡二钱；若服两剂不愈，去棕边炭，加真阿胶五钱（另炖同服）；服药觉热者宜酌加生地黄。张先生分析说，女子血崩，因肾脏气化不固，而致冲任滑脱也，故制固冲汤以治之，方中多用涩补之品，因血大下之后，气也随之脱，所谓急则治其标也。又分析说，方中黄芪补气之功最优，妇女因气虚下陷而崩带者，用之以固崩带；山茱萸能补益肝肾，收敛元气，固涩滑脱；茜草、海螵蛸能通经血，又能固摄下焦，为止崩要药。龙骨、牡蛎用煅而不用生者，因煅之则收涩之力大，借之以收一时之功也。由上可知，张先生创制固冲汤，为主治妇女血崩而设。

【心解】

冲为血海，调节十二经气血。冲脉一虚，则调节十二经气血功能失常，在妇女则易出现崩漏、带下等病证。张先生创固冲汤一方，主治妇女血崩。其组方特点为补气之外多收敛止血之品，实为正对多数血崩证病机。方中用山茱萸、煅龙骨、煅牡蛎、白芍四药收敛固涩止崩；用棕榈炭、五倍子、海螵蛸、茜草收敛止血，且海螵蛸、茜草止血又有化瘀之力，使血止而不留瘀。又重用黄芪、炒白术配山萸萸脾肾双补，且山萸萸得芪术相助补肾之力更强。全方共奏补脾益肾、固冲摄血之效。临证时使用本方治疗崩漏证，如见经量骤多，或淋漓不尽，血淡暗，伴心悸气短，疲乏无力，腰膝酸软，畏寒，舌淡苔白，脉细弱或虚大者可加减治之。加减法为：气虚明显者，加大黄芪用量，酌加党参、山药；血虚明显者，加大黄芪用量，酌加当归、阿胶、鹿茸；出血量多者，加三七粉、艾叶炭；阴虚者加生地黄、玄参；兼寒者，加干姜、桂枝、附子等。功能失调性子宫出血、女性生殖器炎症、某些生殖器肿瘤等与本病病机相似者，可参考本方加减治疗。

【典型医案】

脾肾亏虚，冲脉不固案

王某，女，30岁，2005年4月10日初诊。

月经突至，量多，已有3天，伴头晕、乏力、汗出，气短懒言，面色㿠白。舌淡，苔白，脉沉弱。中医诊断为崩漏。

辨证：脾肾亏虚，冲脉不固

治法：补脾益肾，固冲止血

处方：山萸萸20g，红参15g，黄芪30g，炒白术20g，煅龙骨30g，煅牡蛎30g，白芍15g，海螵蛸15g，茜草10g，棕榈炭10g，艾叶炭10g，三七粉5g。2剂。水煎450mL，分早中晚3次温服，日1剂。

二诊（4月12日）：2剂后血止力增。原方又取3剂。

三诊（4月16日）：伴随症状改善明显。取补气养血之品14剂善后。

随访1年，病未再发。

按：此案患者依据舌脉症应辨证为脾肾亏虚、冲脉不固证，治疗之法当以补脾益肾、固冲止血为主，可选用固冲汤加减治疗。上方中加红参以增加补气之力，加艾叶炭以增加止血之功，加三七因其止血之外又具化瘀之功，使血止不留瘀。

安冲汤治妇女漏下

【原解】

安冲汤出自张锡纯先生所著《医学衷中参西录》治女科方中，主治妇女经水行时多而且久，过期不止或不时漏下。方药组成为：炒白术六钱、生黄芪六钱、生龙骨六钱、生牡蛎六钱、大生地黄六钱、生杭白芍三钱、海螵蛸四钱、茜草三钱、川续断四钱。全方共奏补脾益肾、安冲摄血之功。加减法为：饮食减少者，炒白术加至一两（依据医案）。张先生解析说："黄芪补气止崩；龙骨、牡蛎固涩止崩；茜草、螵蛸二药补益肾经，固涩下焦，为治崩主药。又具消瘀之功，使止血而不留瘀。"（依据药解）。余张先生未作分析，这里我们不作曲解。由上分析可知，安冲汤主治气虚冲脉不固所致的妇女漏下证。

【心解】

张先生治女科方中，载有理冲汤、理冲丸、安冲汤、固冲汤、温冲汤诸方，其中理冲汤和理冲丸主治妇女经闭、癥瘕，安冲汤主治妇女经水过多且久，固冲汤主治妇女血崩，温冲汤主治妇人血海虚寒不育。此五汤（或丸）皆从冲脉入手来治疗冲脉病证。治法张先生认为当"郁者理之，虚者补之，风袭者祛之，湿盛者渗之，气化不固者固摄之，阴阳偏胜者调剂之，冲脉虚寒者温暖之"。

五方中安冲汤、固冲汤两方主治崩漏证。两方相比，安冲汤方中药味少，剂量小，故而药力稍弱，主治漏下；固冲汤方中药味多，药量稍大，且方中收敛药偏多，药力偏强，主治血崩。从方药分析来看两方一治其缓，一治其急也。

【典型医案】

脾肾两虚，气不摄血案

蔡某，女，35岁，2007年4月15日初诊。

主因"月经过多3月"来诊。患者3月来出现月经量过多，色黑，每次历时10余日方止。3月来常感心悸乏力，少气懒言。体检时查血常规示：红细胞3.05×10^9mmol/L，血红蛋白98g/L。现症：月经量多，色黑，心悸乏力，腰酸不舒。舌淡，苔白，脉细弱。中医诊断为崩漏。

辨证：脾肾两虚，气不摄血

治法：补脾益肾，益气摄血

处方：黄芪30g，当归10g，炒白术15g，生龙骨30g，生牡蛎30g，熟地黄15g，白芍10g，海螵蛸15g，茜草10g，川续断15g，山茱萸10g，鹿角片10g（先煎），淫羊藿15g，灵芝20g。14剂，水煎600mL，分早中晚3次温服，日1剂。

二诊（4月30日）：药后3日即见成效，经量较前减少，14剂后诸症大减。又取14剂。

三诊（5月15日）：再次来经时血量明显减少，上方改生龙骨、生牡蛎为各15g，又取14剂。

之后患者又取14剂，经量正常，诸症皆失，病愈。

按：依据患者月经量多，3月来常感心悸乏力，少气懒言，腰酸不舒，舌淡、苔白、脉细弱，可辨证为气不摄血证，用安冲汤加减。上方即用安冲汤加补肾养血之药而成。方中黄芪、炒白术、鹿角片、白芍、灵芝益气养血；生龙骨、生牡蛎、海螵蛸收敛止血；川续断、山茱萸、熟地黄、淫羊藿补益肾气；当归、茜草养血活血，此二药伍以大队补气药之中，使补而不滞。

活络效灵丹治气血郁滞肢体疼痛

【原解】

活络效灵丹出自张锡纯先生所著《医学衷中参西录》治气血郁滞肢体疼痛方中，主治气血凝滞，疯癖癥瘕，心腹疼痛，腿疼臂疼，内外疮疡，一切脏腑积聚，经络湮瘀等证。方药组成为：当归五钱、丹参五钱、生明乳香五钱、生明没药五钱。全方共奏活血舒筋之功。煎服法为：上药四味可做汤服；若为散，一剂分作四次服，温酒送下。加减法为：腿痛加牛膝；臂疼加连翘；妇女瘀血腹痛加生桃仁（作散服炒用）、生五灵脂；疮红肿属阳者加金银花、知母、连翘，白硬属阴者加肉桂、鹿角胶；疮破后生肌不速者加生黄芪、知母、甘草；脏腑内痛加三七（研细冲服）、牛蒡子。张先生认为，活络效灵丹此方，于流通气血之中，具融化气血之力，用于治疗气血凝滞者恒多奇效。诸药善入血分、通经络。其中乳香、没药二药并用，为宣通脏腑、流通经络之要药，故凡心胃、胁腹、肢体关节诸疼痛皆能治之。凡心腹疼痛，无论因凉、因热、气郁、血郁皆有效。又善治女子行经腹疼，产后瘀血作痛，月事不以时下。其通气活血之力，又善治风寒湿痹，周身麻木，四肢不遂及一切疮疡肿疼，或其疮硬不疼。外用为粉以敷疮疡，能解毒、消肿、生肌、止疼，虽为开通之品，不至耗伤气血，诚良药也。乳香、没药，最宜生用，若炒用之则其流通之力顿减。通过解析可知，张先生创制此方，主要治疗多种疾病辨证为气血凝滞证者。

【心解】

人之生命活动正常，全赖气血流通有序。气血运行不畅或凝滞，轻则疼痛不舒，重则危及生命，故而气血是否通畅乃生命之关键。活络效灵丹一方，药物由当归、丹参、乳香、没药组成，四药皆入血分，具活血化瘀、通络止痛之功。张先生用此方加减治疗很多疾病，在所著《医学衷中参西录》中就能窥见一斑。如在气血瘀滞肢体疼痛方中，先生用曲直汤治肝虚腿痛、左部脉微弱者；用振中汤治腿痛、腰痛，饮食减少者；用健运汤治腿痛、臂痛因气虚者。又如在治肢体痿废方中，张先生用补偏汤治偏枯；用振颓汤治痿废；用振颓丸治偏枯、麻木等。此外，如治大气下陷方中的理郁升陷汤，治疮科方中的内托生肌散等也皆是在此方基础上加减变化而来，可见此方确为治疗气血凝滞之常用基础方。故而先生凡见气血凝滞，心腹疼痛，腿臂疼痛，跌打瘀肿，内外疮疡，以及癥瘕积聚等皆用此方加减治疗。

活络效灵丹在当今运用更是广泛，若在辨证基础上以此方适当加减可治疗很多疾病。如在上可治中风、头痛等；在中可治胸痹心痛、胃肠疾病、癥瘕积聚、脘腹疼痛等；在下可治痛经、月经不调等；在周身可治四肢关节诸痛属气血凝滞者。另外，此方还常用于治疗外科、伤科疾病。加减法为：头痛、中风等头部疾病，酌加桔梗、川芎、桃仁、红花；心胸疾病，酌加川芎、柴胡、枳壳、桃仁；脘腹疾病，酌加香附、赤芍、延胡索、失笑散；上肢疾病，酌加桑枝、桂枝、姜黄；下肢疾病，酌加牛膝、地龙、赤芍、鸡血藤。兼寒者，酌加细辛、桂枝、附子；兼风者，酌加羌活、独活、防风；兼热者，酌加金银花、连翘、石膏等。各种疾病无论内科、外科、皮肤科、骨伤科等，凡辨证为气血瘀滞者皆可用本方加减治疗。

【典型医案】

风寒袭络，瘀血阻滞案

杨某，男，57岁，2010年11月14日初诊。

主因"臀部及双下肢后侧放射性疼痛3年余"来诊。患者3年前无明显原因出现臀部及双下肢后侧放射性疼痛，受凉时加重，疼痛剧烈时服用止痛药物方能缓解。医院诊断为坐骨神经痛。3年来呈逐渐加重趋势。现症：臀部及双下肢后侧放射性疼痛，右侧明显，受风受凉时加重，伴有双膝关节轻度疼痛不舒。舌暗淡，苔白，脉弦细。中医诊断为痹证。

辨证：风寒袭络，瘀血阻滞

治法：祛风散寒，活血化瘀

处方：当归15g，丹参15g，乳香10g，没药10g，独活15g，桑寄生15g，防风15g，杜仲10g，牛膝10g，桂枝10g，细辛3g，甘草6g。7剂，水煎600mL，分早中晚3次温服，日1剂。

二诊（11月21日）：药后疼痛较前减轻，受风受凉时已不明显。查舌尖稍红，苔白，脉细。上方加党参10g，白芍15g。取14剂。

三诊（12月10日）：臀部及双下肢后侧放射性疼痛已不明显，二诊方又取14剂。

药后病愈。

按：依据患者臀部及双下肢后侧放射性疼痛，受凉时加重，加之舌暗淡、苔白、脉弦细，可辨证为风寒袭络、瘀血阻滞证。治疗之法自当以祛风散寒、活血化瘀为主，可用活络效灵丹合独活寄生汤加减。活络效灵丹善于活血化瘀、通络止痛，独活寄生汤善于养血祛风、散寒止痛。两方合用，具祛风散寒、活血化瘀、通络止痛之功。患者前后服用月余病愈。

镇肝熄风汤治阴虚阳亢型眩晕

【原解】

镇肝熄风汤出自张锡纯先生所著《医学衷中参西录》治内外中风方中，主治脉弦长有力，或上盛下虚，头目时常眩晕，或脑中时常作疼发热，或目胀耳鸣，或心中烦热，或时常噫气，或肢体渐觉不利，或口眼渐形歪斜，或面色如醉，甚或眩晕，至于颠仆，昏不知人，移时始醒，或醒后不能复原，精神短少，或肢体痿废，或成偏枯等证。方药组成为：怀牛膝一两、生赭石一两、生龙骨五钱、生牡蛎五钱、生龟甲五钱、生杭白芍五钱、玄参五钱、天冬五钱、川楝子二钱、生麦芽二钱、茵陈二钱、甘草钱半。加减法为：心中热甚者，加生石膏一两；痰多者，加胆南星二钱；尺脉重按虚者，加熟地黄八钱，净山萸肉五钱；大便不实者，去龟甲、赭石，加赤石脂一两。张先生解析说："肝为木脏，于卦为巽，巽原主风，且中寄相火，木火炽盛，亦自有风。此因肝木失和，风自肝起。又加肺气不降，肾气不摄，冲气胃气上逆。于斯，脏腑之气化上升太过，而血上注于脑者，致充塞其血管而累及神经。其甚者，致令神经失其所司，至昏厥不省人事。西医名为脑充血证，诚由剖解实验而得也。是以方中重用牛膝以引血下行，此为治标之主药；用龙骨、牡蛎、龟板、芍药以镇熄肝风；用赭石以降胃降冲；用玄参、天冬以清肺气，肺中清肃之气下行，自能镇制肝木；至其脉之两尺虚者，当系肾脏真阴虚损，不能与真阳相维系。其真阳脱而上奔，并挟气血而上冲脑部，故又加熟地、萸肉以补肾敛肾。从前所拟之方，原止此数味。后因用此方效者固多，间有初次将药服下转觉气血上攻而病加剧者，于斯加生麦芽、茵陈、川楝子即无斯弊。盖肝为将军之官，其性刚果，若但用药强制，或转激发其反动之力。茵陈为青蒿之嫩者，得初春少阳生发之气，与肝木同气相求，泻肝热兼舒肝郁，实能将顺肝木之性。麦芽为谷之萌芽，生用之亦善将顺肝木之性使不抑郁。川楝子善引肝气下达，又能折其反动之力。方中加此三味，而后用此方者，自无他虞也。心中热甚者，当有外感，伏气化热，故加石膏；有痰者，恐痰阻气化之升降，故加胆星也。"从上分析，结合书中论述，可知先生所创此方为治阴虚阳亢、肝风内动之内中风证，其称为脑充血证。张先生又说：本方治内中风证，有别于外受之风。外风当以祛风之药发表之，而内风，又有虚实之别。实者为脑充血也，为肝胆之火挟气血上冲，治宜清火、平肝，引血下行；虚者，为宗气不能贯心脉而助之上升，则脑中气血不足，治宜峻补胸中宗气，以助其血上行。可见，先生对于内中风证，分虚实而治，实为经验之谈。

【心解】

镇肝熄风汤为张先生所创治疗阴虚阳亢、肝风内动型内中风证之方药，其配伍特点是重用牛膝引血下行，辅以赭石、龙骨、牡蛎、龟甲、芍药、熟地黄、山茱萸滋养肝肾、平肝潜阳；又用茵陈、生麦芽、川楝子疏肝柔肝，顺肝之性；玄参、天冬降肺之气。全方配伍严禁，紧扣病机，用之得当，效如桴鼓。高血压、脑梗死、脑出血、失眠、眩晕、耳鸣、头痛等属肝肾阴虚、肝阳上亢、肝风内动者皆可用本方加减治之。依据临证体会，此方尤适用于阴虚阳亢、肝风内动型高血压伴眩晕者，也适用脑血管意外初期。辨证要点为平素时有头晕、头痛，目胀、耳鸣，或头重脚轻，或一侧肢体麻木、活动不利等，脉象多弦而有力。本方还可用于预防中风，对于有中风征兆者，用之及时可使病证不再发展。具体应用时，牛膝一般用 30g，生龙骨、生牡蛎在所必用，常用量为各 30g，茵陈、生麦芽、川楝子一般 10g 左右。对于生赭石，依据有无脾胃症状，酌用 15～30g。余药依据肝肾阴虚程度不同，可加减用之。加减法：头胀痛、面色潮红者，酌加菊花、钩藤；急躁易怒，肝火炽盛者，酌加龙胆、羚羊角；湿热便秘者，酌加枳实、大黄；痰黄苔腻者，酌加胆南星、竹沥、瓜蒌、天麻；阴虚风动者，加大玄参、生地黄之量，酌加蒺藜、僵蚕、蝉蜕；气虚心悸者，酌加党参、太子参；久病头痛者，酌加蜈蚣、全蝎；头痛遇寒加重者，酌加羌活、防风、细辛等。

【典型医案】

肝肾阴虚，肝阳上亢案

张某，男，45岁，2011年9月11日初诊。

主因"间断头晕头痛10余年加重1周"来诊。患者平素有间断头晕、头痛病史，曾去医院就诊，诊为高血压，口服降压药治疗，但血压控制一直不理想，波动较大。1周前，患者头晕、头痛突然加重，测血压200／100mmHg，于乡医处开降压药治疗，效果控制欠佳。现症：头晕、头痛剧烈，口干苦，太阳穴处胀痛。舌红，苔黄少津，脉弦。

辨证：肝肾阴虚，肝阳上亢

治法：滋补肝肾，平肝潜阳

处方：牛膝30g，钩藤15g，赭石15g，生龙骨30g，生牡蛎30g，龟甲15g（先煎）、白芍15g，玄参15g，生地黄10g，天冬15g，川楝子10g，生麦芽15g，茵陈10g，甘草6g，桑寄生15g。7剂，水煎600mL，分早中晚3次温服，日1剂。

二诊（9月18日）：3剂后头痛、头晕减轻，两边太阳穴已不痛，血压平稳。7剂后诸症皆失，惟脉象稍弦。上方又取7剂。

药后病愈。现口服小剂维持量降压药，血压控制良好。

按：头晕、头痛10余年，近1周突然加重，伴口干苦，太阳穴胀痛，结合舌红、苔黄少津、脉弦，应辨证为肝肾阴虚、肝阳上亢证，以滋补肝肾、平肝潜阳为法，方用镇肝熄风汤加减。方中即用牛膝、赭石引血下行；钩藤、生龙骨、生牡蛎、龟甲、天冬滋补肝肾、平肝潜阳；白芍、玄参、生地黄养肝阴、清肝热；川楝子、生麦芽、茵陈疏肝柔肝；又用桑寄生滋补肝肾，取"阳中求阴"之意；甘草调和诸药。辨证准确，方药对证，患者服 14 剂而头晕、头痛除，血压控制良好。

加味补血汤治气虚血瘀型中风

【原解】

加味补血汤出自张锡纯先生所著《医学衷中参西录》治内外中风方中，主治身形软弱，肢体渐觉不遂，或头重目眩，或神昏健忘，或觉脑际紧缩作疼，甚或昏仆，移时苏醒，致成偏枯，或全身痿废，脉象迟弱，内中风证之偏虚寒者。方药组成为：生黄芪一两，当归五钱，龙眼肉五钱，真鹿角胶三钱（另炖同服），丹参三钱，生明乳香三钱，生明没药三钱，甘松二钱。加减法为：服之觉热者，酌加天花粉、天冬各数钱；觉发闷者，加生鸡内金一钱半或二钱。服数剂后，若不甚见效，可用所煎药汤送服麝香二厘，或真冰片半分；若服后仍无效，药汤送制好马钱子二分。张先生解析说："脑贫血者其脑中之血过少，又无以养其脑髓神经。是以究其终极，皆可使神经失其所司也。古方有补血汤，其方黄芪、当归同用，而黄芪之分量，竟四倍于当归，诚以阴阳互为之根，人之气壮旺者，其血分自易充长。况人之脑髓神经，虽赖血以养之，尤赖胸中大气上升以斡旋之。是以《内经》谓上气不足，脑为之不满，耳为之苦鸣，头为之倾，目为之眩。所谓上气者，即胸中大气上升于脑中者也。因上气不足，血之随气而注于脑者必少，而脑为之不满，其脑中贫血可知。且因上气不足，不能斡旋其神经，血之注于脑者少，无以养其神经，于是而耳鸣、头倾、目眩，其人可忽至昏仆可知。由此知因脑部贫血成内中风证者，原当峻补其胸中大气，俾大气充足，自能助血上升，且能斡旋其脑部，使不至耳鸣、头倾、目眩也。是以此方不以当归为主药，而以黄芪为主药也；用龙眼肉者，因其味甘色赤，多含津液，最能助当归以生血；用鹿角胶者，因鹿之角原生于头顶督脉之上，督脉为脑髓之来源，故鹿角胶之性善补脑髓；凡脑中血虚者，其脑髓亦必虚，用之以补脑髓，实可与补血之药相助为理也。用丹参、乳香、没药者，因气血虚者，其经络多瘀滞，此于偏枯痿废亦颇有关系，加此通气活血之品，以化其经络之瘀滞，则偏枯痿废者自易愈也。用甘松者，为其能助心房运动有力，以多输血于脑，又为调养神经之要品，能引诸药至脑以调养其神经也。用麝香、冰片者，取其香能通窍以开闭也；用制马钱子者，取其能瞤动脑髓神经使之灵活也。"由上可知，张先生用自创加味补血汤治疗气虚血瘀型中风。

【心解】

张先生认为内中风证有虚实之分，实证其称之为脑充血，虚证其称之为脑贫血。脑充血者，为血之注于脑者过多，力能排挤其脑髓神经，失其所司；脑贫血者，为血之注于脑者过少，无以养其脑髓神经，亦失其所司。至于脑贫血之由，实因胸中大气虚损，不能助血上升。欲治此证，当以补气为主，养血为辅，通活经络为使。依据以上分析，张先生创制了加味补血汤、干颓汤、补脑振痿汤三方治疗气血亏虚、瘀血阻络之中风证。方中皆重用黄芪补气，用当归以补血，用乳香、没药通经活络，用鹿角霜补脑髓，余药随症加减使用。在临证时，偶尔有时也用到以上几方，确有实效。需要指出的是，上三方与补阳还五汤功用有相似之处，两者皆能治疗气虚血瘀型中风。区别在于，上三方较补阳还五汤活血之力稍强，除干颓汤中黄芪用五两强于补阳还五汤中黄芪四两外，其余两方补气之力皆弱于补阳还五汤（加味补血汤中黄芪一两，补脑振痿汤中黄芪二两）。另，上三方中皆有补脑髓之药，对于除肢体偏枯外，伴脑部症状者如头晕、健忘等疗效更佳。此外，应当注意，以上几方中皆重用黄芪，对于虚证，自然适用，但对于肝实证伴血压高者，定要小心，因为黄芪能补肝气，可使血压升高（肝气盛血压高者偏多），易犯"虚虚实实"之戒。

加味补血汤为治疗气血亏虚、瘀血阻络之中风证常用方，我们可以与补阳还五汤互参用之。脑梗死、脑出血、失眠、健忘、头痛、关节炎等辨证为气血亏虚、瘀血阻络证者皆可使用本方加减治之。加减法为：气虚甚者，加大黄芪用量；血瘀甚者，酌加桃仁、红花、地龙；伴肾虚、脑空空感者，酌加山茱萸、五味子、枸杞子；肢体痿废者，酌加鸡血藤、威灵仙、秦艽；气短似喘，胸中大气下陷者，结合升陷汤加减。

【典型医案】

气血亏虚，肾气不足，瘀血阻络案

冯某，男，66 岁，2009 年 11 月 6 日初诊。

主因"脑梗死后左侧肢体活动不利半年"来诊。患者半年前突发脑梗死，住院治疗后好转，但遗留左侧肢体活动不利、头晕、健忘等症。患者曾间断服用中药，仔细分析多是隔靴搔痒，药不胜病，遂来我处就诊。现症：左侧肢体活动不利，头晕，健忘。神疲乏力，动后尤甚，大便溏。舌淡暗，苔白，脉细弱。中医诊断为中风。

辨证：气血亏虚，肾气不足，瘀血阻络

治法：补气养血，补肾安神，活血通络

处方：黄芪 90g，炒白术 15g，当归 15g，丹参 10g，乳香 10g，没药 10g，甘松 10g，鹿角胶 10g（另炖），茯苓 10g，陈皮 10g，山茱萸 10g，五味子 5g，淫羊藿 15g。14 剂，水煎 600mL，分早中晚 3 次温服，日 1 剂。

二诊（11 月 20 日）：左侧肢体活动不利改善不明显，其余症状皆明显好转，脉较前稍转有力。上方加地龙 10g，又取 14 剂。

三诊（12 月 6 日）：左侧肢体活动不利较前改善，嘱其适当加强功能恢复性锻炼。上方又取 14 剂。

之后上方稍作加减，逐渐减黄芪之量，患者又服约 60 余剂，基本恢复正常。

按：脑梗死后患者左侧肢体不利恢复较差，进而出现头晕，健忘，神疲乏力，动则尤甚，大便溏等症。结合舌淡暗、苔白、脉细弱，可辨

证为气血亏虚、肾气不足、瘀血阻络证。治以补气养血、补肾安神、活血通络为法。方用张先生所创加味补血汤出入。方中黄芪、当归、丹参补气养血；炒白术、陈皮、茯苓、甘松健脾和胃；乳香、没药活血通经；鹿角胶、山茱萸、五味子、淫羊藿补益肾气、健脑补髓。二诊加地龙为增加活血通经之力。辨证准确，方药对证，患者共服百余剂而病愈。

参麦汤治肺虚兼痰之咳喘

【原解】

参麦汤出自张锡纯先生所著《医学衷中参西录》治阴虚劳热方中，主治阴分亏损已久，渐至肺虚有痰，咳嗽劳喘，或兼肺有结核者。方药由人参三钱、干麦冬四钱、生山药六钱、清半夏二钱、炒牛蒡子三钱、炒紫苏子二钱、生杭白芍三钱、甘草钱半组成。张先生解析说："人参为补肺之主药，而有肺热还伤肺之虞，有麦冬以佐之，则转能退热。麦冬为润肺之要品，而有咳嗽忌用之说，有半夏以佐之，则转能止嗽。至于山药，其收涩也，能助人参以补气；其黏润也，能助麦冬以滋液。虽多服久服，或有壅滞，而牛蒡子之滑利，实又可以相济。且牛蒡子能降肺气之逆，半夏能降胃气、冲气之逆，苏子与人参同用，又能降逆气之因虚而逆。平其逆气，则喘与嗽不治自愈矣。用白芍者，因肝为肺之对宫，肺金虚损，不能清肃下行以镇肝木，则肝火恒恣横而上逆，故加芍药以敛戢其火。且芍药与甘草同用，甘苦化合味近人参，即功近人参，而又为补肺之品也。"由上分析可知，张先生创参麦汤为补肺养阴、止嗽定喘而设，兼治肺有结核者。先生又在文中补充痨病调养法："法令其改变习气，勿居湿地，勿过劳辛，勿太烦怒，勿提举重物，勿贪色欲，勿饮酒过度；宜散步间适游玩怡情，迁徙他处，变易水土，所居之室开户牖以通外风，着棉当令胸背常暖，频用两臂前后开合，令胸肺舒张呼吸大通；更用醋酸水洗颈前胸膈各处，布巾擦之令热。"又谈及痨病治法："内服之药，大概以出痰、止血、敛汗、止泻、安身为主。""肾传肺者，以大滋真阴之药为主，以清肺理痰之药为佐，若拙拟之醴泉饮是也；肺传肾者，以清肺理痰之药为主，以滋补真阴之药为佐，若此参麦汤是也；其因肺肾俱病，而累及脾胃者，宜肺肾双补，而兼顾其脾胃，若拙拟之滋培汤、珠玉二宝粥是也。"张先生不但对痨病之因详细分析，还细分治法，又有自拟有效之方药，着实值得我辈学习。

【心解】

参麦汤由人参、山药、麦冬、白芍、半夏、牛蒡子、炒紫苏子、甘草八味组成，具益气养阴、止咳化痰、降肺定喘之功，常用来治疗气阴亏虚型咳喘证伴有痰者。上方以人参、山药、麦冬、白芍益气养阴，以半夏、紫苏子、牛蒡子止咳化痰定喘，以甘草调和诸药。其中麦冬、白芍得半夏而不滋腻，而白芍酸甘，又可收敛耗散之气阴。全方动静结合，上下同调，配伍严谨，疗效卓著。参麦汤主治相关脏腑主要涉及心、脾、肺三脏，但以肺脏为主。因方中有人参、麦冬、白芍，与生脉饮方药相似（白芍味酸收敛，功用与五味子相近），故又有生脉之力。现临床多用于肺结核后期，气阴两伤伴咳喘有痰者。方中有炒牛蒡子一药，张先生在肺病常用，谓其"炒用则体滑气香，能润肺又能利肺，有止嗽定喘之功"。此药生用有发散风热、解毒透疹、利咽之功，因其性寒滑利，故肺阳不足或脾虚便溏者慎用。各种慢性肺病、冠心病等属气阴两虚兼肺虚有痰、咳嗽气喘者，皆可随症加减用之。加减法：气虚甚者，加重人参之量，酌加黄芪；阴虚甚者，加重麦冬之量，酌加沙参、玄参、天花粉、百合、陈皮（防滋阴药碍胃）；咳喘痰多者，酌加葶苈子、款冬花、紫菀、川贝母；肺阳虚者，酌加干姜、桂枝；兼外感，属风寒者，酌加麻黄、桂枝、紫苏叶；属风热者，酌加金银花、桑叶、菊花、连翘；兼肾虚者，酌加枸杞子、山茱萸、熟地黄、胡桃肉、蛤蚧等。

【典型医案】

心脾两虚，肺阴不足，失其宣降案

李某，女，73 岁，2013 年 7 月 3 日诊。

肺结核病史 30 余年，基本控制尚可。几天前感冒发热，经治疗后发热已愈，但仍有咳嗽气短，咳痰等症状，遂来诊。现症：咳嗽少痰，痰黄白，心悸气短，纳差，消瘦。舌红，苔少而薄黄，脉细稍数。中医诊为肺痨。

辨证： 心脾两虚，肺阴不足，失其宣降

治法： 养心健脾，养阴润肺，止咳化痰

处方： 红参10g，山药15g，生白术10g，半夏10g，麦冬15g，紫苏子10g，白芍15g，鸡内金10g，甘草10g。7剂，水煎600mL，分早中晚3次温服，日1剂。

二诊（7月10日）：心悸气短见好，纳差改善，仍咳嗽有痰。上方加浙贝母10g，又取7剂。

三诊（7月17日）：已无咳嗽、咳痰，纳食渐增，大动后可见心悸气短。宜以养心、益肺、和胃为法善后。

处方： 红参10g，麦冬15g，五味子6g，山药15g，生白术10g，鸡内金10g，枳壳10g，玄参10g，砂仁6g，甘草10g。服药30剂后，体力纳食渐增，基本痊愈。

按： 多年痨病，久之耗气伤阴，致使心悸气短，消瘦纳差。加之外感，虽经治疗，但余邪未清，使痰阻肺窍，肺失宣降，故而见咳嗽少痰。舌红、苔少而薄黄、脉细稍数为肺阴虚兼有热象。治疗当以养心健脾、养阴润肺、止咳化痰为法。方可用参麦汤加减。方中用红参、山药、生白术养心健脾；麦冬、五味子、玄参、白芍养阴润肺；半夏、紫苏子、浙贝母止咳化痰；鸡内金健胃消食；甘草调和诸药。方药对证，故一二诊见效明显。三诊则用养心、益肺、和胃之法善后，收效满意。

理饮汤治阳虚痰饮

【原解】

理饮汤出自张锡纯先生所著《医学衷中参西录》治痰饮方中，主治因心肺阳虚，致脾湿不升，胃郁不降，饮食不能运化精微，变为饮邪。停于胃口为满闷，溢于膈上为短气，渍满肺窍为喘促，滞腻咽喉为咳吐黏涎。甚或阴霾布满上焦，心肺之阳不能畅舒，转郁而作热。或阴气逼阳外出为身热，迫阳气上浮为耳聋。其脉弦迟细弱者。方药由於白术四钱、干姜五钱、桂枝尖二钱、炙甘草二钱、茯苓片二钱、生杭白芍二钱、橘红钱半、川厚朴钱半组成。加减法为：服数剂后，气分若不足者，酌加生黄芪数钱。张先生分析说："人之脾胃属土，若地舆然。心肺居临其上，正当太阳部位，其阳气宣通，若日丽中天，暖光下照。而胃中所纳水谷，实借其阳气宣通之力，以运化精微而生气血，传送渣滓而为二便。清升浊降，痰饮何由而生？惟心肺阳虚，不能如离照当空，脾胃即不能借其宣通之力，以运化传送，于是饮食停滞胃口。若大雨之后，阴雾连旬，遍地污淖，不能干渗，则痰饮生矣。痰饮既生，日积月累，郁满上焦则作闷，渍满肺窍则作喘，阻遏心肺阳气，不能四布则作热。"故而"方中用桂枝、干姜以助心肺之阳而宣通之；白术、茯苓、甘草以理脾胃之湿而淡渗之；用厚朴者，使胃中阳通气降，运水谷速于下行（叶天士谓厚朴多用则破气，少用则通阳）；用橘红者，助白术、茯苓、甘草以利痰饮也；至于白芍，若取其苦平之性可防热药之上僭，若取其酸敛之性，可制虚火之浮游"。由上分析可知，张先生创理饮汤用治心肺阳虚，不能宣通脾胃，脾虚而生痰饮之证。

【心解】

"病痰饮者，当以温药和之"为仲景治痰饮之要义，历代医家莫不从之。张先生之理饮汤中桂枝、干姜温阳化饮，辅以白术、茯苓、橘红健脾利湿，佐以厚朴理气通阳，白芍酸甘取诸温散药中收敛之意，使以甘草调和诸药。全方共奏温阳化饮、健脾利湿之功，即是仲景"温药和之"之意也。理饮汤又可视为苓桂术甘汤变通之方，《伤寒论》中苓桂术甘汤主治"伤寒若吐若下后，心下逆满，气上冲胸，起则头眩，脉沉紧……身为振振摇者"，《金匮》中主治"短气有微饮"，病机关键皆为阳虚水饮上犯，阻遏清阳。理饮汤与苓桂术甘汤病机相同，主治相似，由是可知张先生师于经方而又不泥之也。分析可知，理饮汤与苓桂术甘汤两方皆治痰饮证，而理饮汤较之苓桂术甘汤温化痰饮之力大。我们在临证时对于久病咳喘证属痰饮盛者，可酌加半夏、细辛，这样温化痰饮力量更强，疗效更显著。慢性阻塞性肺疾病、心功能不全、冠心病、梅尼埃病等辨证为阳虚痰饮证者皆可用本方加减治之。加减法：痰湿盛者，酌加半夏、细辛；阳虚甚者，酌加炮附子、吴茱萸；心悸气短者，酌加党参、黄芪；兼眩晕者，酌加半夏、天麻、泽泻；兼咳喘有痰者，酌加杏仁、冬花、紫菀；兼面浮身肿者，加重茯苓、桂枝之量，酌加泽泻、猪苓等。

【典型医案】

心肺阳虚，脾虚生痰，水湿不运案

张某，男，75岁，退休，2009年12月15日诊。

主因"咳喘10余年加重半月"来诊。患者10余年前得肺炎，经治疗2月病才好转，之后常气候变冷时咳喘发作，秋冬为甚，某医院诊为慢性支气管炎、肺气肿。此次半月前又因感寒而咳喘发作，经某乡镇医院治疗后未见好转，遂来诊。现症：咳嗽痰多色白，心悸汗出，胸闷气喘，面浮脚肿，纳食欠佳，大便溏薄。舌淡，苔白，脉弦细。中医诊为咳喘。西医诊为慢性支气管炎急性发作。

辨证：心肺阳虚，脾虚生痰，水湿不运

治法：温阳散寒，健脾化痰，利水消肿

处方：桂枝 10g，干姜 10g，炙甘草 10g，厚朴 10g，炒白术 15g，茯苓 15g，白芍 10g，橘红 10g，炙麻黄 6g，杏仁 10g，细辛 3g，半夏 10g。5 剂，水煎 600mL，分早中晚 3 次温服，日 1 剂。

二诊（12 月 18 日）：药后咳喘减轻，痰亦减少，下肢仍肿。上方加泽泻 30g，又取 5 剂。

三诊（12 月 21 日）：诸症皆失，上方又取 5 剂。病愈。

按：咳喘多年，时有发作，久之则心肺阳虚，并延及脾胃。脾虚则生痰饮，胃虚则纳食欠佳。痰阻于肺则咳喘，饮凌于心则心悸。阳虚则汗出，湿阻则浮肿。舌脉亦是心肺阳虚、脾虚痰饮之征象。治疗之法当温阳散寒、健脾化痰、利水消肿。方用理饮汤合小青龙汤加减。方中之义用桂枝、干姜、细辛温阳散寒；炒白术、茯苓健脾化湿；茯苓、泽泻借温阳之桂枝可以利水消肿。又用半夏、橘红和胃化痰；炙麻黄、杏仁、厚朴宣肺定喘，白芍酸甘有收敛之功又可佐治诸辛温之药；甘草调和诸药。药对病证又紧扣病机，患者服 15 剂而病愈。

安魂汤治惊悸不眠

【原解】

安魂汤出自张锡纯先生所著的《医学衷中参西录》治心病方中，主治心中气血虚损，兼心下停有痰饮，致惊悸不眠等。方药由龙眼肉六钱、酸枣仁四钱（炒）、生龙骨五钱、生牡蛎五钱、清半夏三钱、茯苓片三钱、生赭石四钱组成。张先生解析此方说："痰饮停于心下，其人多惊悸不寐。盖心，火也，痰饮，水也，水畏火刑，故惊悸至于不寐也。然痰饮停滞于心下者，多由思虑过度，其人心脏气血恒因思虑而有所伤损。故方中用龙眼肉以补心血，酸枣仁以敛心气，龙骨、牡蛎以安魂魄，半夏、茯苓以清痰饮，赭石以导引心阳下潜，使之归藏于阴，以成瞌睡之功也。"其又详细解析药物说：龙眼肉，味甘气香，液浓而润，为心脾要药。能滋生心血，兼能保和心气，能滋补脾血，兼能强健脾胃，故能治思虑过度，心脾两伤，或心虚怔忡，寝不成寐；龙骨性淡微辛，质黏涩，具翕收之力，能收敛元气，镇安精神，又能治心中怔忡；牡蛎味咸而涩，具有镇安之力；半夏生当夏半，阴阳交换之时，为由阳入阴之候，故能通阴阳和表里，使心中之阳渐渐潜藏于阴，而入梦乡；茯苓味淡性平，善理脾胃，又善敛心气之浮越而安魂定魄，兼能泻心下之水饮以除惊悸，又为心经要药。综上分析可知，张先生创制安魂汤来治疗心中气血亏虚兼有痰饮，所致惊悸不眠证，其组方特点为方中除养心血、安精神、定魂魄之药外，又佐以化痰消饮之品。

【心解】

失眠之故，病因繁多。因外感而致者，自然易辨。因内伤而致者，则需细分。若因胃病而致者，《内经》谓"胃不和则卧不安"，则用半夏秫米汤以为治；若因心脾两虚而致者，则需用归脾汤心脾同调；若因心阴亏虚、虚热内扰而致者，则用天王补心丹或酸枣仁汤滋阴清热、养血安神；若因痰热扰心而致者，则应用黄连温胆汤以为治；若因七情内郁而致者，又宜疏导结合；若因胆怯易惊而致者，又宜安神而定惊。余如虚证宜补，实证当泻等，医圣先贤各有治法，此不赘述。然无论何由，总不离阴阳失调所致，治法自当以调和阴阳为要旨。

张先生所创安魂汤为心中气血虚损，兼心下有痰饮，导致惊悸不眠而设，方中龙眼肉、炒酸枣仁益心气、养心血；龙骨、牡蛎安心神、定惊悸；半夏、茯苓化痰消饮；赭石引心阳下行。全方有益气养血、安神定惊、消痰化饮之功。临证若用之得当，可收良效。又，方中有赭石一药，张先生谓可引心阳下行，亦可用牛膝代替。此方加减法为：心气虚甚者，酌加红参、西洋参、太子参；心阴虚甚者，酌加生地黄、麦冬、炒酸枣仁；心血虚甚者，酌选四物汤、丹参；心阳亏虚者，酌加桂枝甘草汤，或酌加附子（注：半夏反附子）。此外，各种类型的失眠辨证为心中气血亏虚兼有痰饮所致者，皆可用本方治之。

【典型医案】

气血亏虚，心神失养，兼有痰饮案

王某，女，62岁，2009年4月11日诊。

主因"心悸、失眠3月余"来诊。患者3月来时常发作心悸、失眠，询其原因，谓几月来工作繁忙紧张，时常加班至深夜所致。现症：心悸、失眠时常发作，伴有心烦、乏力，纳食、精力欠佳。舌尖红，苔薄白，脉细数稍滑。

辨证：气血亏虚，心神失养，兼有痰饮

治法：益气补血，养心安神，化痰消饮

处方：太子参30g，生龙骨30g，生牡蛎30g，龙眼肉15g，炒酸枣仁15g，清半夏10g，茯苓10g，丹参15g。7剂，水煎600mL，分早中

晚3次温服，日1剂。

二诊（4月20日）：药后睡眠安，心悸、乏力大减，精力改善，纳食正常。上方又取7剂。

药后病愈。

按：患者工作繁忙紧张，又常熬至深夜，耗伤气血，致使心神失养，故时常发作心悸、乏力、失眠等症；舌尖红，脉细数为心阴亏虚、虚热内扰所致；心神失养，虚热扰心故而心烦，久之则精力欠佳；脉滑，苔薄白为脾湿有痰饮，纳食欠佳为湿痰阻滞脾胃所致。依据舌、脉、症分析，当辨证为气血亏虚、心神失养、兼有痰饮证。治疗之法当以益气补血、养心安神、化痰消饮为主。方中太子参、龙眼肉、丹参、炒酸枣仁补心气、养心血；龙骨、牡蛎安心神，加之丹参、炒酸枣仁亦有安神之功，可增其安神之力；辅以半夏、茯苓化痰消饮。药后心气得补、心血得养、心神得安、痰饮得化，自然诸症消除，疾病痊愈。此案情简单，治亦不复杂，分析本案，于补气养血的同时，佐以安神之品，为组方特点。

玉液汤治元气不升之消渴

【原解】

玉液汤出自张锡纯先生所著《医学衷中参西录》治消渴方中，主治消渴证。方药由山药一两、生黄芪五钱、知母六钱、生鸡内金二钱、葛根钱半，五味子三钱、天花粉三钱组成。张先生解析说："方书消证，分上消、中消、下消。谓上消口干舌燥，饮水不能解渴，系心移热于肺，或肺金本体自热不能生水，当用人参白虎汤；中消多食犹饥，系脾胃蕴有实热，当用调胃承气汤下之；下消谓饮一斗溲亦一斗，系相火虚衰，肾关不固，宜用八味肾气丸。白虎加人参汤，乃《伤寒论》治外感之热，传入阳明胃腑，以致作渴之方。方书谓上消者宜用之，此借用也。愚曾试验多次，然必胃腑兼有实热者，用之方的。中消用调胃承气汤，此须细为斟酌，若其右部之脉滑而且实，用之犹可，若其人饮食甚勤，一时不食，即心中怔忡，且脉象微弱者，系胸中大气下陷，中气亦随之下陷，宜用升补气分之药，而佐以收涩之品与健补脾胃之品，拙拟升陷汤后有治验之案可参观。若误用承气下之，则危不旋踵。至下消用八味肾气丸，其方《金匮》治男子消渴，饮一斗溲亦一斗。而愚尝试验其方，不惟治男子甚效，即治女子亦甚效。"进一步分析说：肺中津液充足，自不能渴。若其肺体有热，热灼津伤，此渴之所由来也，当治以清热润肺之品。若因心火热而灼肺者，更当用清心之药。若因脾胃虚寒、真火衰微者，为肾气丸所以用桂、附之义。若肺体非热，因元气不升，不能使津上承，当用升元气以止渴，导之上升，此拙拟玉液汤之义也。又解析方义说："消渴之证，多由于元气不升，此方乃升元气以止渴者也。方中以黄芪为主，得葛根能升元气。而又佐以山药、知母、花粉以大滋真阴。使之阳升而阴应，自有云行雨施之妙也。用鸡内金者，因此证尿中皆含有糖质，用之以助脾胃强健，化饮食中糖质为津液也。用五味者，取其酸收之性，大能封固肾关，不使水饮急于下趋也。"由上可知，消渴证先贤虽有上消、中消、下消之分，而张先生创制玉液汤一方主治元气不升之消渴证。

【心解】

消渴一证，古有上消、中消、下消之分。上消者伤于肺，以口渴多饮为主；中消者伤于脾胃，以多食易饥为主；下消者伤于肾，以饮一溲一为主。历代医家对于消渴证的辨治，或据病机，或依症状，或按脏腑，虽不统一，但也互为补充。当今多数学者认为，消渴证无论伤于何脏，究其病机，阴虚为本，燥热为标。一般而言消渴证与西医学范畴上的糖尿病相似，两者可互为参考治疗。需要指出的是，随着诊治技术的发展，糖尿病早期诊断，早期治疗已相当普遍。加之人们饮食结构的改变，以往糖尿病患者常见的口干、口渴、三多一少等症状已不多见，阴虚为本、燥热为标之病机已不再适用于所有糖尿病患者。故而消渴证治疗不能固化，还应辨证论治。

玉液汤一方，张先生创之用来治疗因元气不升，而致肺中津液不足之消渴。然从组方用药分析，全方有益气养阴之功，主治气阴两虚证，其不但能治张先生所言的肺中津液缺乏，还可治脾胃津液之不足。另，张先生还创有滋膵饮一方，药用生黄芪、大生地黄、生怀山药、净山萸肉、生猪胰子五味药，也治消渴证。方中有猪胰子一味，张先生谓："猪胰子即猪之膵，是人之膵病（膵为脾之副脏），而可补以物之膵也。此亦犹鸡内金，诸家本草皆谓其能治消渴之理也。鸡内金与猪胰子，同为化食之物也，故可同治消渴。"张先生用以脏补脏、以物补物之理来分析药物，有其道理。现在猪胰子医者使用不多，古方书中多有记载，当有确切疗效。加减法为：兼肾阴不足者，可酌加女贞子、墨旱莲、淫羊藿；兼肾阳不足者，可酌加肉桂、附子；兼血瘀者，可酌加牡丹皮、丹参、益母草、赤芍、红花等。各型糖尿病、呼吸系统疾病、消化系统疾病等辨证为气阴两虚证者，皆可用本方加减治之。

【典型医案】

气阴两虚，胃失所养案

杜某，男，65岁，2007年7月5日诊。

主因"口干、口渴半年余"来诊。患者患糖尿病史20余年，一直服西药降糖药控制血糖，但控制欠佳。半年前出现口干、口渴等症状，呈逐渐加重趋势，服某中医中药治疗，疗效不显。经友介绍来诊。现症：口干、口渴，乏力，胃中隐痛不舒。舌淡红，苔白而干，脉细数。

辨证：气阴两虚，胃失所养

治法：益气养阴，和胃止痛

处方：黄芪15g，西洋参15g，山药15g，知母10g，生地黄15g，天花粉10g，白芍15g，葛根10g，女贞子15g，五味子6g，墨旱莲15g，淫羊藿10g，甘草10g。7剂，水煎600mL，分早中晚3次温服，日1剂。

二诊（7月12日）：药后口渴、口干减轻，乏力改善，胃中偶感胀满，纳食欠佳。上方加鸡内金10g、陈皮10g，又取7剂。

三诊（7月20日）：诸症减轻，上方又取14剂。

上述症状全无，经适当调整西药，血糖控制良好。

按：依据患者糖尿病史20余年，结合口干、口渴，乏力，胃中隐痛不舒等症状，当辨证为气阴两虚、胃失所养证。舌淡红，苔白而干，脉细数亦是气阴两虚证的具体表现。治当以益气养阴、和胃止痛为法。故上方中黄芪、西洋参、山药、生地黄、天花粉益气养阴；白芍、甘草和胃止痛；知母滋阴兼以清热；葛根主治消渴，又能载诸药上行以治口干、口渴；女贞子、墨旱莲、五味子、淫羊藿三味阴药，一味阳药，取"阳中求阴"之义，肾阴足则可助胃阴得复。二诊中出现胃胀，纳食欠佳，考虑益气养阴药过多而壅滞碍胃，故加鸡内金以消食，陈皮以理气除胀。患者服药近1个月，取得良效。

第二章 「张锡纯名方」心解

醴泉饮治气阴两虚型虚劳喘嗽

【原解】

醴泉饮出自张锡纯先生所著《医学衷中参西录》治阴虚劳热方中，主治虚劳发热，或喘或嗽，脉数而弱等证。方药由人参四钱、生山药一两、大生地黄五钱、玄参四钱、生赭石四钱、炒牛蒡子三钱、天冬四钱、甘草二钱组成。张先生解析说："劳热之作，大抵责之阴虚。有肺阴虚者，因肺中虚热熏蒸，时时痒而作嗽，或发喘促，宜滋补肺阴，兼清火理痰之品；有肾阴虚者，因肾虚不能纳气，时时咳逆上气，甚或喘促，宜填补下焦真阴，兼用收降之品。若其脉甚数者，陈修园谓宜滋养脾阴。盖以脾脉原主和缓，脉数者必是脾阴受伤，宜于滋阴药中，用甘草以引之归脾，更兼用味淡之药，如薏米、石斛之类。"又分析说："人身之阴，所盖甚广，凡周身之湿处皆是也。故阴虚之甚者，其周身血脉津液，皆就枯涸。必用汁浆最多之药，滋脏腑之阴，即以溉周身之液，若方中之山药、地黄是也。然脉之数者，固系阴虚，亦系气分虚弱，有不能支持之象，犹人之任重而体颤也。故用人参以补助气分，与玄参、天冬之凉润者并用，又能补助阴分。且虑其升补之性，与咳嗽上逆者不宜，故又佐以赭石之压力最胜者，可使人参补益之力下行直至涌泉，而上焦之逆气浮火，皆随之顺流而下；更可使下焦真元之气，得人参之峻补而顿旺，自能吸引上焦之逆气浮火下行也。至于牛蒡子与山药并用，最善止嗽；甘草与天冬并用，最善润肺，此又屡试屡效者也。"张先生对上方之解析，可谓准确而精到，值得借鉴。

张先生书论中又对"短气"与"喘"做了细致区分，谓曰："短气者难于呼吸不上达也，喘者难于吸气不下降也。而不善述病情者，往往谓喘为上不来气，是以愚生平临证，凡遇自言上不来气者，必细经审问，确知其果系呼气难与吸气难，而后敢为施治也。"由上可知，张先生治病不但方药解析细致，而且对于症状鉴别也能入微也。

【心解】

张先生醴泉饮制方之意乃为肺脏阴虚劳热而设，故方中以人参、山药补肺气；生地黄、玄参、天冬养肺阴，其中生地黄、天冬又兼补肾阴；牛蒡子清热利肺；赭石引浮火下行；甘草调和诸药。诸药合用可使肺气得补，肺阴得养，肺热得清，肺气得利。临证用之得法，自无不效之理。

依据临证应用来看，醴泉饮不仅能治肺脏阴虚劳热证，在其他各病治疗中亦不少见。因本方气阴双补，故而心脾气阴两虚者，亦可治之。临证时，可根据具体情况辨证、辨药而施治。

【典型医案】

气阴不足，心肺两虚案

张某，女，65 岁，2010 年 10 月 15 日诊。

主因"气短、咳嗽、汗出 10 年"来诊。既往肺结核、支气管扩张病史。近 10 年来咳嗽、气短间断发作，平素活动后易出汗，也容易感冒，有过几次肺感染咳血病史。本次来诊因咳嗽气短，动辄汗出，伴有心悸，健忘。观其面色苍白，形体偏瘦。舌尖红，苔白，脉细数。

辨证：气阴不足，心肺两虚

治法：益气滋阴，补肺养心

处方：红参 10g，麦冬 10g，五味子 6g，山药 20g，生地黄 10g，桂枝 6g，炙甘草 10g，白芍 15g，紫菀 10g，牛蒡子 10g。7 剂，水煎 600mL，分早中晚 3 次温服，日 1 剂。

二诊（10 月 22 日诊）：心悸汗出见好，咳嗽气短亦轻，服药后偶有腹胀不舒，呃逆。前方加陈皮 10g，枳壳 15g，又取 7 剂。

三诊（10月27日诊）：偶有腰酸、腰疼，余诸症减轻。上方又加杜仲10g，熟地黄10g。又取7剂。

四诊（11月3日诊）：咳嗽大见好转，心悸、气短、汗出已不明显。前方去生地黄，加焦神曲10g，又取14剂。

之后患者又间断取药，大抵以补肺、养心、健脾为主出入，调治半年，除1次感冒很快治愈外，身体状况尚好，轻中度活动已无大碍，又嘱其调息身体，避免风寒。

按： 本案乃遵醴泉饮方义去玄参、赭石、天冬，加五味子、桂枝、白芍、紫菀而成，其中红参、麦冬、五味子又有生脉饮方义。方中以红参、山药补气；少量桂枝兼提振阳气；生地黄、麦冬、五味子、白芍养阴，其中白芍、五味子兼以敛汗；紫菀、牛蒡子利肺止咳，牛蒡子兼清虚热；甘草调和诸药，又有补益之能。二诊因腹胀，故加陈皮、枳壳以理气除胀。三诊腰酸、腰疼，为有肾虚，故加杜仲、熟地黄以补肾。四诊时患者症已大减，恐全方滋腻太过，故去生地黄，加焦神曲助其运化。之后治法主要遵久病虚劳从脾胃调治之理，巩固疗效。

第三章 "张锡纯用药"心解

张锡纯先生深谙药理、药性，或从功效主治解析，或以西医药理学说理，皆甚为精辟。其对书中用药在解析同时还附有治病验案，甚则一药能解说洋洋万余言，不愧为一代名医大家。张先生善用中药，尤以对石膏、山药、赭石、山茱萸等药的解析最为详尽，在发皇古义的同时，又有很多新的见解。

本章就张先生药物篇中的石膏、山药、赭石、黄芪、山茱萸、三七、鸡内金做了归纳总结，每篇中又据临证心得体会进行解析，篇后附有典型医案以供参考。此外，本章还列出张先生常用对药，以启发后学。

本章用意在于使后学者在学习张先生用药经验的同时，结合分析解读，能更准确地把握药理、药性，更好地把中药运用于临床之中，做到证对药准，效如桴鼓。

张锡纯用石膏

【原解】

张锡纯先生在《医学衷中参西录》一书中，对石膏之性解析得非常详细，涉及外感、内伤及危急重症的临证运用，有"石膏先生"之誉，由此可见其善用石膏之一斑。张先生之用石膏，可分为以下几个方面。

一、石膏之性微寒，为清阳明胃腑实热之圣药

张先生说："石膏之质，中含硫氧，性微寒，是以凉而能散，有透表解肌之力，为清阳明胃腑实热之圣药，无论内伤、外感用之皆效，即他脏腑有实热者用之亦效。《本经》谓其微寒，则性非大寒可知。其寒凉之力远逊于黄连、龙胆草、知母、黄柏等药，而其退热之功效则远过于诸药。"又谓："愚用生石膏以治外感实热，轻证亦必至两许；若实热炽盛，又恒重用至四五两，或七八两，或单用，或与他药同用，必煎汤三四茶杯，分四五次徐徐温饮下，热退不必尽剂。如此多煎徐服者，欲以免病家之疑惧，且欲其药力常在上焦、中焦，而寒凉不至下侵致滑泻也。"故知，张先生认为石膏性微寒，善于退热，无论外感、内伤，用之皆效，尤其适合清阳明胃腑之实热。

二、石膏之性不但能退热，而且服之断无伤人之理

对于石膏服之是否伤人，张先生分析曰："盖石膏生用以治外感实热，断无伤人之理，且放胆用之，亦断无不退热之理。惟热实脉虚者，其人必实热兼有虚热，仿白虎加人参汤之义，以人参佐石膏亦必能退热。"又分析曰："盖诸药之退热，以寒胜热也，而石膏之退热，逐热外

出也。是以将石膏煎服之后，能使内蕴之热息息自毛孔透出，且因其含有硫氧氢，原具发表之性，以之煮汤又直如清水，服后其寒凉之力俱随发表之力外出，而毫无汁浆留中以伤脾胃，是以遇寒温之大热势若燎原，而放胆投以大剂白虎汤，莫不随手奏效。其邪实正虚者，投以白虎加人参汤，亦能奏效。且尝历观方书，前哲之用石膏，有一证而用至十四斤者（见《笔花医镜》）；有一证而用至数十斤者（见《吴鞠通医案》）；有产后亦重用石膏者（见《徐灵胎医案》，然须用白虎加人参汤，以玄参代知母，生山药代粳米），然所用者皆生石膏也。"由上可知，张先生认为石膏不但能退热，而且服之无伤人之弊。

三、石膏宜生用，不宜煅用

张先生认为石膏宜生用，不宜煅用，谓曰："医者多误认为大寒而煅用之，则宣散之性变为收敛，以治外感有实热者，竟将其痰火敛住，凝结不散，用至一两即足伤人，是变金丹为鸩毒也。"又解析说："迨至误用煅石膏偾事，流俗之见，不知其咎在煅不在石膏，转谓石膏煅用之其猛烈犹足伤人，而不煅者更可知矣。于是一倡百和，遂视用石膏为畏途，即有放胆用者，亦不过七八钱而止。夫石膏之质甚重，七八钱不过一大撮耳。以微寒之药，欲用一大撮扑灭寒温燎原之热，又何能有大效。"进而用西医药理学分析说："盖石膏之所以善治寒温者，原恃其原质中之硫氧氢也。若煅之，其硫氧氢皆飞去，所余之钙经煅即变为洋灰（洋灰原料石膏居多），若误服之，能将人外感之痰火及周身之血脉皆为凝结锢闭。是以见有服煅石膏数钱脉变结代，浸至言语不遂，肢体痿废者；有服煅石膏数钱其证变结胸，满闷异常，永不开通者；有服煅石膏数钱其周身肌肉似分界限，且又突起者。盖自有石膏煅不伤胃之语，医者轻信其说以误人性命者实不胜计矣。"张先生认为石膏宜生用，不宜煅用，他还用西医药理分析石膏不宜煅用之理，这些见解在当时实属难能可贵。

四、石膏之性纯良，善治产后温病

张先生认为石膏之性纯良，其引用说："《本经》谓其宜于产乳，其性纯良可知。"还介绍其经验曰："从来产后之证，最忌寒凉。而果系产后温病，心中燥热，舌苔黄厚，脉象洪实，寒凉亦在所不忌。然所用寒凉之药，须审慎斟酌，不可漫然相投也。愚治产后温证之轻者，其热虽入阳明之腑，而脉象不甚洪实，恒重用玄参一两，甚或二两，辄能应手奏效。若系剧者，必用白虎加人参汤方能退热。然用时须以生山药代粳米、玄参代知母，方为稳妥。盖以石膏、玄参，《本经》皆明言其治产乳，至知母条下则未尝言之，不敢师心自用也。"张先生还列举了和门生、友人治疗产后温病的几个验案以为佐证，皆用方巧妙，疗效卓著。

五、石膏之性，又善清瘟疹之热

张先生认为："石膏之性，又善清瘟疹之热。"如治奉天朱文治，年五岁，于庚申立夏后，周身壮热，出疹甚稠密，脉象洪数，舌苔白厚，知其疹而兼瘟也。始因素有心下作疼之病，恐凉药伤之，勉用生石膏、玄参各六钱，薄荷叶、蝉蜕各一钱，连翘二钱。晚间服药，至翌日午后视之，气息甚粗，鼻翼煽动，咽喉作疼，且自鼻中出血少许，大有烦躁不安之象。先生不得已，乃重用生石膏三两、玄参、麦冬各六钱，仍少佐以薄荷、连翘诸药，煎汤三茶盅，分三次温饮下。至翌日诸证皆轻矣。然心中犹发热，脉仍有力，大便虽行一次仍系燥粪。遂于清解药中，仍加生石膏一两，连服二剂，壮热始退，继用凉润解毒之药，调之痊愈。

六、石膏之性，又善清咽喉之热

张先生认为："石膏之性，又善清咽喉之热。"如治沧州董寿山，年三十余，初次感冒发颐，数日额下颈项皆肿，延至膺胸，复渐肿而下。其牙关紧闭，唯自齿缝可进稀汤，而咽喉肿疼，又艰于下咽。延医调治，服清火解毒之药数剂，肿热转增。迎愚诊治，见其颔下连项壅肿异常，状类时毒，抚之硬而且热，色甚红，纯是一团火毒之气，下肿已至心口。且痰涎壅滞胸中，上至咽喉，并无容水之处，进水少许，必换出痰涎一口。且觉有气自下上冲，时作呃逆，连连不止，诊其脉洪滑而长，重按有力，兼有数象。此病乃俗称虾蟆瘟也，急取生石膏四两、生赭石三两，又煎汤徐徐温饮下，仍觉停于胸间。又急取生赭石三两、瓜蒌仁二两、芒硝八钱，又煎汤饮下，胸间仍不开通。此时咽喉益肿，再饮水亦不能下。急急连次用药者，正为此病肿势浸增，恐稍迟缓，则药不能进，今其胸既贮存如许多药，断无不下行之理，药下行则结开通便，毒火随之下降，而上焦之肿势必消矣。时当晚十句钟，至夜半药力下行，黎明下燥粪数枚，上焦肿势觉轻，水浆可进。之后又用通腑解毒清热之剂调治，三日痊愈。

七、石膏之性，又善清头面之热

张先生认为："石膏之性，又善清头面之热。"如治德州一军士，年二十余，得瘟疫。三四日间，头面悉肿，其肿处皮肤内含黄水，破后且溃烂，身上间有斑点。其脉洪滑而长，舌苔白而微黄，心中惟觉烦热，嗜食凉物。此证名大头瘟，其头面之肿烂，周身之斑点，无非热毒入胃，而随胃气外现之象。遂投以青盂汤，方中石膏改用三两，知母改用八钱，煎汁一大碗，分数次温饮下，一剂病愈强半，翌日于方中减去荷叶、蝉蜕，又服一剂痊愈。

八、石膏之性，又善治脑漏

张先生认为："石膏之性，又善治脑漏。"其分析说："方书治脑漏之证，恒用辛夷、苍耳。然此证病因，有因脑为风袭者，又因肝移热于脑者。若因脑为风袭而得，其初得之时，或可用此辛温之品散之。若久而化热，此辛温之药即不宜用，至为肝移热于脑，则辛温之药尤所必戒也。"如治奉天郭玉堂，得脑漏半载不愈。鼻中时流浊涕，其气腥臭，心热神昏，恒觉眩晕，大便干燥，脉左右皆弦而有力。乃因肝胃移热于脑。张先生先与西药阿司匹林瓦许以发其汗，继为疏方，方中以生石膏为主药，连服十剂，石膏皆用两半，病遂痊愈。

九、石膏之性，能治腹痛，诚有效验

张先生认为："石膏之性，能治腹痛，诚有效验。"如治奉天刘锡五，腹痛三年不愈。其脉洪长有力，右部尤甚，舌心红而无皮，时觉头疼眩晕，大便干燥，小便黄涩，此乃伏气化热，阻塞奇经之经络，故作疼也。乃以生石膏两半为主药，以活血养阴等药加减，一剂疼愈强半，又服数剂痊愈。又如张先生弱冠时，治本村刘氏少年，因腹疼卧病月余，昼夜号呼，势极危险。延医数人，皆束手无策，求为诊视。其脉洪长有力，乃外感伏邪窜入奇经，久而生热，热无宣散，郁而作疼。医者为其腹疼，不敢投以凉药，甚或以热治热，是以益治益剧。亦以生石膏为主药，重用至二两，一剂病大轻减。后又加鲜白茅根数钱，连服两剂痊愈。

十、石膏之性，善于治疮、解毒

张先生认为："石膏生用之功效，不但能治病，且善于治疮，且善于解毒。"如治奉天赵海珊之封翁，年过六旬，脐旁生痈，大径三寸，五六日间烦躁异常，大便数日未行，自觉屋隘莫容。其脉左关弦硬，右关洪实，知系伏气之热与疮毒俱发也。投以大剂白虎汤加金银花、连翘等，连服三剂而愈。又如治本村张氏女，因家庭勃谿，怒吞砒石。时作呕吐，腹中绞疼，危急万分。急令生石膏细末二两，凉水送下，腹疼顿止。犹觉腹中烧热，再用生石膏细末半斤煮汤，徐徐饮之，尽剂而愈。后又遇洋火中毒者，治以生石膏亦愈。

十一、石膏之性，最宜与阿司匹林并用

张先生认为："石膏之性，又最宜与阿司匹林并用。"其分析曰："石

膏清热之力虽大，而发表之力稍轻。阿司匹林之原质，存于杨柳树皮津液中，味酸性凉，最善达表，使内郁之热由表解散，与石膏相助为理，实有相得益彰之妙。如外感之热，已入阳明胃腑，其人头疼舌苔犹白者，是仍带表证。恒用阿司匹林一瓦（合中量二分六厘四毫），白蔗糖化水送服以汗之。迨其汗出遍体之时，复用生石膏两许，煎汤乘热饮之（宜当汗正出时饮之），在表之热解，在里之热亦随汗而解矣。若其头已不疼，舌苔微黄，似无表证矣，而脉象犹浮，虽洪滑而按之不实者，仍可用阿司匹林汗。然宜先用生石膏七八钱，或两许，煮汤服之，俾热势少衰，然后投以阿司匹林，则汗既易出，汗后病亦易解也。若其热未随汗全解，仍可徐饮以生石膏汤，清其余热。不但此也，若斑疹之毒，郁而未发，其人表里俱热，大便不滑泻者，可用生石膏五六钱，煎汤冲服阿司匹林半瓦许，俾服后，微似有汗，内毒透彻，斑疹可全然托出。若出后壮热不退，胃腑燥实，大便燥结者，又可多用生石膏至二三两许，煎汤一大碗，冲阿司匹林一瓦，或一瓦强，一次温饮数羹匙。初饮略促其期，迨热见退，或大便通下，尤宜徐徐少饮，以壮热全消，仍不至滑泻为度。如此斟酌适宜，斑疹无难愈之证矣。石膏与阿司匹林，或前后互用，或一时并用，通变化裁，存乎其人，果能息息与病机相赴，功效岂有穷哉！"张先生把中药石膏与西药阿司匹林并用，且运用得如此巧妙，为我们当今中西药并用提供了有益的借鉴。

【心解】

石膏，临证常用之药，历代多有运用，且论述精辟。如《本经》载其："主治中风寒热，心下逆气，惊，喘，口干舌焦，不得息，腹中坚痛，除鬼邪，产乳，金创。"《名医别录》载其："除时气头痛身热，三焦大热，皮肤热，肠胃中膈热，解肌发汗，止消渴烦逆，腹胀暴气喘息，咽热。"《药性论》载其："治伤寒头痛如裂，壮热，皮如火燥，烦渴，解肌，出毒汗，主通胃中结，烦闷，心下急，烦躁，治唇口干焦。"《长沙药解》载其："清心肺，治烦躁，泄郁热，止燥渴，治热狂，火嗽，收热汗，消热痰，住鼻衄，调口疮，理咽痛，通乳汁，平乳痈，解火灼，疗金疮。"综之可知，石膏具有清头身、口咽、三焦、皮肤、心肺、肠胃之热，解肌发汗，止燥渴，疗金疮等功效。

张先生善用石膏，将其列为药物之首，使用石膏所涉范围甚广，包括外感六淫、内外妇儿及疮疡肿毒等病。还据《内经》经义，结合自己运用经验，认为石膏其功用有：①性微寒，善清阳明胃腑之实热；②不但能退热，而且服之断无伤人之理；③宜生用，不宜煅用；④性纯良，善治产后温病；⑤善清瘟疹之热；⑥善清咽喉之热；⑦善清头面之热；⑧善治脑漏；⑨能治腹痛；⑩善于治疮、解毒；⑪最宜与阿司匹林并用。张先生详解药性的同时，还附验案于后以为佐证。书中用较大篇幅详细讲解了石膏宜生用，不宜煅用之理，以为借鉴。张先生还依据石膏善退热而性非大寒的特点，将石膏用于治疗体虚兼热或产后温病。如黄芪膏，用治"肺有痨病，薄受风寒即喘咳，冬时益甚"，方中即借石膏凉而能散之性，以其凉而调黄芪之热，以其散而助白茅根之通，从而达到既清肺脏余热，又无寒凉之弊；又如"产后之证，最忌寒凉。而果系产后温病，心中燥热，舌苔黄厚，脉象洪实，寒凉亦在所不忌。然所用寒凉之药审慎斟酌，不可漫然相投也"。张先生还针对产后确有实热者，轻者恒用玄参一两，或至二两，剧者必用白虎加人参汤退热，并以山药代粳米，玄参代知母，两擅其功。张先生创制的用于治疗外感发热疾病的石膏阿司匹林汤，第一次将中药与西药合用在一起，可谓开中西医结合的先河。由此可见，张先生参以西学，汇通融合，其功伟哉！此外，张先生还非常善用配伍，如石膏配人参治疗阳明炽热或瘟疫，兼有内伤或气虚者；石膏配薄荷治疗温病表里俱热者；石膏配阿司匹林治疗温病周身壮热或关节疼痛见外感实热者等等。

石膏之性，据临证体会，确如张先生所说是微寒，而非大寒。石膏性微寒而能辛散，善清肌肤郁热，又善清上焦实热，被古代医家誉为"泻热之神药"。对于外感热病后，邪入阳明气分，或上焦热盛，症见面热头痛，壮热而渴者，我们常用石膏30～60g清热泻火，收效颇佳。

另，石膏治疗面热、肌热如神，凡颜面洪热，或肌肤热蒸不解者，重用石膏，皆能解之。

【典型医案】

胃热壅盛，气津不足案

兰某，女，87岁，2008年10月20日诊。

主因"胃脘灼痛1月余"来诊。现症：胃痛，纳食减少，喜冷饮，口干，头目眩晕，周身乏力。舌红，苔黄少津，脉弦数。

辨证：胃热壅盛，气津不足

治法：清热泻火，补气养阴

处方：石膏20g，知母10g，生地黄10g，丹参15g，郁金10g，西洋参10g，山药10g，甘草10g，焦三仙各10g。7剂，水煎450mL，分早中晚3次温服，日1剂。

药尽而愈。

按：《伤寒论》白虎加人参汤主治伤寒之后，里热盛而气阴不足，发热、烦渴、口舌干燥、汗多、脉大无力等症。此案患者胃脘灼痛，舌红、喜冷饮，苔黄，脉弦数为胃热壅盛。口干，头目眩晕，周身乏力，舌苔少津为气津两伤。分析可知本案症状虽未及白虎加人参汤证所治症状严重，但病机与其相同，故也可用此方加减。上方中即用石膏、知母清热；生地黄、丹参、郁金滋阴凉血；西洋参、山药补气兼以养阴；焦三仙促进消化；甘草调和诸药。全方共奏清热泻火，补气养阴之功。药准证对，7剂而愈。

张先生也擅长使用白虎加人参汤，治疗热证之后里虚不足者。他在白虎加人参以山药代粳米汤中说："实验既久，知以生山药代粳米，则其方愈稳妥，见效亦愈速。盖粳米不过调和胃气，而山药兼能固摄下焦元气，使元气素虚者，不至因服石膏、知母而作滑泻。且山药多含有蛋白之汁，最善滋阴，白虎汤得此，既祛实火又清虚热，内伤外感，须臾同愈。"我们在临证中取张先生经验，也常用山药取代粳米，收效很好。

张锡纯用黄芪

【原解】

张锡纯先生认为："黄芪性温，味微甘。能补气，兼能升气，善治胸中大气（即宗气）下陷。《本经》谓主大风，以其与发表药同用，能祛外风；与养阴清热药同用，更能息内风。谓主痈疽、久败疮，以其补益之力能生肌肉，其溃脓自排出也。表虚自汗者，可用之以固外表气虚。小便不利而肿胀者，可用之以利小便。妇女气虚下陷而崩带者，可用之以固崩带。为其补气之功最优，故推为补药之长，而名之曰芪也。"具体用药特点如下。

一、黄芪之性善治胸中大气下陷

张先生认为，黄芪有透表之力，气虚不能逐邪外出者，用于发表药中，即能得汗，若其阳强阴虚者，误用之则大汗如雨不可遏抑。惟胸中大气下陷，致外卫之气无所统摄而自汗者，投以黄芪则其效如神。对于大气下陷证，张先生又列举数则医案以说明，如症见胸中满闷短气，心悸怔忡，大汗淋漓数日不止，甚或气息奄奄，脉微弱欲无者，其皆以黄芪为主药治之，数收佳效。

二、黄芪之性善补肝气之虚

张先生认为："肝脏之位置虽居于右，而其气化实先行于左。""肝属木而应春令，其气温而性喜条达，黄芪之性温而上升，以之补肝有同气相求之妙用。"故张先生谓："自临证以来，凡遇肝气虚弱不能条达，用一切补肝之药皆不效，其重用黄芪为主，而少佐以理气之品，服之复杯即见效验。彼谓肝虚无补法者，原非见道之言也。"对于肝气虚证的症状，从张先生医案及医论中，可知有腿痛、臂痛，肢体麻木，左半身尤重，大汗淋漓，甚或元气暴脱，左脉微弱或欲无等。

三、《本经》谓黄芪主大风、久败疮，诚有其效

张先生认为："黄芪主大风、久败疮，诚有其效。"如其治奉天傅光德夫人之病，为经络被风所袭不能宣通，致半身麻木，肌肉消瘦，侵至其边手足若不随用。张锡纯重用黄芪一两为主药，两剂而病愈。又治奉天张纪三，因受时气之毒，医者不善为之清解，转引毒下行，自脐下皆肿，继又溃烂，睾丸露出，少腹出孔五处，小便时五孔皆出尿。其重用生黄芪、天花粉各一两为君药，煎汤连服二十余剂。溃烂之处，皆生肌排脓出外，结疤而愈。

四、黄芪之性，又善利小便

张先生认为："黄芪之性，又善利小便。"如治奉天王云锦，年四十，患溺道艰涩，滴沥不能成溜，每小便一次，必须多半点钟。自两胁下连腿作疼，剧时有如锥刺。其脉右部如常，左部甚微弱。乃因肝气虚弱，不能条达，故作疼痛，且不能疏泄，故小便难也。其用生黄芪八钱为主药立方，连服二十剂痊愈。

五、黄芪之性，又善开寒饮

张先生认为："黄芪之性，又善开寒饮。"如治台湾医士严坤荣，因恣饮凉水病寒饮结胸证，乞为疏方。张锡纯用黄芪一两为主药补胸中大气，大气壮旺，自能运化水饮。又兼以其他药加减用之，患者遵方用药，十余剂而病愈。

六、黄芪不但能补气，用之得当，又能滋阴

张先生认为："黄芪不但能补气，用之得当，又能滋阴。"如治本村张媪，年近五旬，身热劳嗽，脉数至八至，张先生先用六味地黄丸加减不效，继用左归饮加减亦不效。改用生黄芪六钱，知母八钱，煎汤服数剂，见轻。又加丹参、当归各三钱，连服十剂痊愈。其分析曰："盖虚劳者多损肾，黄芪能大补肺气以益肾水之上源，使气旺自能生水，而知母又大能滋肺中津液，俾阴阳不至偏胜，而生水之功益著也。"

七、黄芪之性属热，有时转能去热

张先生认为："黄芪之性属热，有时转能去热。"如治奉天刘仲友，年五十许。其左臂常觉发热，且有酸软之意。医者屡次投以凉剂，发热如故，转觉脾胃消化力减，其右脉如常，左脉微弱，较差于右脉一倍，询其心中不觉凉热。知其肝木之气虚弱，不能条畅敷荣，其中所寄之相火郁于左臂之经络而作热也。处方以生黄芪、净山萸肉各八钱为主药，两剂左脉见起，又服十剂痊愈。

八、黄芪之性，又善治肢体痿废

张先生认为："黄芪之性，又善治肢体痿废。然须细审其脉之强弱。脉甚弱而痿废者，西人所谓脑贫血证也。人之肢体运动虽脑髓神经司之，而其所以能司肢体运动者，实赖上注之血以涵养之。其脉弱者，胸中大气虚损，不能助血上升以养其脑髓神经，遂致脑髓神经失其所司，《内经》所谓上气不足，脑为之不满也。拙拟有加味补血汤、干颓汤，方中皆重用黄芪。凡脉弱无力而痿废者，多服皆能奏效。若其脉强有力而痿废者，西人所谓脑充血证，又因上升之血过多，排挤其脑髓神经，俾失所司，《内经》所谓血菀于上，使人薄厥也。如此等证，初起最忌黄芪，误用之即凶危立见。迨至用镇坠收敛之品，若拙拟之镇肝熄风汤、建瓴汤治之。其脉柔和而其痿废仍不愈者，亦可少用黄芪助活血之

品以通经络，若服药后，其脉又见有力，又必须仍辅以镇坠之品，若拟起痿汤，黄芪与赭石、䗪虫诸药并用也。"由上可知，黄芪善治脑贫血证所致的肢体痿废。

九、黄芪升补之力，尤善治流产、崩带

张先生认为："黄芪升补之力，尤善治流产、崩带。"如治王耀南夫人，初次受妊至六七月时，觉下坠见血。急投以生黄芪、生地黄各二两，白术、净山萸肉、龙骨、牡蛎各一两，煎汤一大碗顿服之，胎气遂安，又将药减半，再服一剂以善其后。其又治沈阳朱际生之妻，患行经下血不止，及邑刘氏妇，病下白带甚剧，皆重用黄芪，取其升补之力，病皆愈。

【心解】

黄芪一药，历代本草皆有论述。如《本经》载其："主痈疽，久败疮，排脓止痛，大风癫疾……"《名医别录》载其："主妇人子脏风邪气，逐五脏间恶血。补丈夫虚损，五劳羸瘦。止渴，腹痛，泄痢，益气，利阴气。"《日华子本草》载其："助气，壮筋骨，长肉补血，治肠风，血崩，带下，赤白痢，产前后一切病，并治头风等。"《本草备要》载其："生用固表，无汗能发，有汗能止，温分肉，实腠理，泻阴火，解肌热；炙用补中，益元气，温三焦，壮脾胃。生血，生肌，排脓内托，疮痈圣药。"综合可知，黄芪具有补虚助气，固表止汗，扶正托疮排脓，疗虚性腹痛等功能，皆赖其补益之性也。

张先生对于黄芪的运用，有很多阐发。其据《本经》经义，结合自己临证体会，认为黄芪性温而味甘，其功用有：①治胸中大气下陷；②善补肝气之虚；③主大风、久败疮；④善利小便；⑤善开寒饮；⑥能补气，又能滋阴；⑦性虽属热，有时转能去热；⑧善治肢体痿废；⑨善治流产、崩带。张先生还详解黄芪临证运用技巧。如补肝气之药，当首推黄芪；大气下陷者，当用黄芪，如下陷过甚，则重用黄芪为主，而稍佐

升提之品。又补充了黄芪与人参在补气方面的区别。最后，还附有验案以为说明。张先生之用黄芪或活泼而多变，或重用而主攻，故能效如桴鼓，正是其善用黄芪之功也。

根据历代对黄芪的经典论述，结合张先生用黄芪的经验，总结黄芪功用主要有以下几点。

1. 治疗慢性虚损证

黄芪因有补益之功，故能治慢性虚损诸证，单用或组方均可，方如黄芪建中汤、十全大补汤、归脾汤等。仲景《金匮》数用黄芪，而《伤寒》不用，可知黄芪乃主治杂证、虚证之药也。

2. 治疗表虚水肿证

黄芪主入肺、脾二经，有益气固表利水之能，故能治疗表虚水肿或汗出，方如防己黄芪汤、桂枝加黄芪汤、玉屏风散等。肺主气，主宣发肃降，通调水道，外合皮毛；脾主升清与运化，与三焦关系密切。三焦者，决渎之官，水道出焉。对于脾肺不足、水液阻滞之人，用黄芪补之，能使肺气得固，脾得健运，三焦通畅，故气足而水行，则肿自消矣。

3. 治疗中气下陷

黄芪之性以补气升阳见长，配伍升麻、柴胡等升提之药，能治中气下陷和脏器下垂，方如补中益气汤、升陷汤等。一般而言，在治大气下陷急症时用量宜大，而治脏器下垂等慢性病时用量不宜大，但用药时间较长，从"急则治标，缓则治本"义也。

4. 治痈疽久败疮

黄芪味甘性温，有托疮排脓之效，故能治虚证疮疡，对于疮不起及脓不成者，黄芪补之，可使之外出，方如内托十宣散等。

需要注意的是：生黄芪偏于托疮排脓，固表止汗；炙黄芪偏于补气生血。另，黄芪能补肝气，凡高血压属阴虚阳亢者禁之。其他如表实证、实热证也在禁忌之列。

【典型医案】

阳气虚弱，瘀阻脑络案

张某，女，56岁，工人，2003年4月20日诊。

2月前夜半睡眠时先感右侧肢体不灵活，继而不用。于当地医院住院治疗，诊为：左侧基底核区脑梗死。经治疗好转出院。至今右侧半身感觉及运动功能极差，患肢酸痛，言语不清，口角流涎，倦怠乏力，动则汗出，面色萎黄，纳呆食少。舌质暗胖有齿痕，苔白而腻，脉沉迟。中医诊断为中风（中经络）。

辨证：阳气虚弱，瘀阻脑络

治法：益气活血，通经活络

处方：黄芪30g，当归15g，赤芍15g，川芎10g，地龙15g，桃仁10g，红花10g，石菖蒲30g，半夏10g，茯苓15g，鸡内金10g。5剂，水煎450mL，分早中晚3次温服，日1剂。

二诊（4月26日）：药后症状改善不明显，上方加党参15g。又取10剂。

三诊（5月7日）：药后患侧知觉及运动功能渐为改善，疼痛减轻。上方加鸡血藤15g，秦艽15g，以加强通络作用。又取20剂。

四诊（5月27日）：服上药后，右手已能握筷，右足亦可拄杖慢步，言语渐清。

继用原方，隔日1剂，连服2月余，基本治愈，生活能自理。

按：《医学衷中参西录》云："气血虚者，其经络多瘀滞……以化其瘀滞，则偏枯痿废者，自愈也。"指出瘀血阻滞经络每由气虚所致。因此应以大补元气、化瘀行滞为法。补阳还五汤是清代王清任活血化瘀之经典方，以补气活血为主，主治气虚血瘀证。此患者病已2月，由虚致瘀，因此用黄芪大补脾胃之气，使气旺则血行；配以当归养血活血，有祛瘀而不伤正之用；川芎、赤芍、桃仁、红花活血化瘀，通络止痛；地龙通经络；患者苔白腻，纳呆食少为脾虚有痰，胃虚有滞，故加石菖蒲、半夏、茯苓、鸡内金醒脾化痰，消食和胃。二诊时效不著，考虑补气药力量不足，故加党参15g，增加补气之力。

补阳还五汤为临证治疗多种中风、偏枯属气虚血瘀证之良方，随症加减，其效更著。加减：语言不利者，加石菖蒲、远志；口眼歪斜明显者，加牵正散；肢体疼痛者，加丹参、乳香、没药；上肢偏废为主者，加桑枝、姜黄等祛风通络；瘫痪日久，选加全蝎、水蛭等搜风剔络。

张锡纯用山药

【原解】

张锡纯先生对山药可谓见解独到，不但继承前人，而且还有创新发挥。他认为："山药色白入肺，味甘归脾，液浓益肾。能滋润血脉，固摄气化，宁嗽定喘，强志育神，性平可以常服多服。宜用生者煮汁饮之，不可炒用。"在其创制的160余首新方中，用到山药方就有60余首，足见其对山药的重视。兹将张先生用山药的经验，介绍如下。

一、山药之性，善治虚损劳嗽

张先生用一味薯蓣饮治劳瘵发热，喘嗽，自汗，心中怔忡，大便滑泄及一切阴分亏损之证。又用薯蓣粥治阴虚劳热，喘嗽，大便滑泄，小便不利，一切赢弱虚损之证。在其创制的治阴虚劳热方、治喘息方、治阳虚方、治心病方、治肺病方等方剂中，属气阴两虚所致的虚损者，几乎都用到山药。可见，张先生认为山药为治疗虚损劳嗽病之良药。

二、山药之性，最善滋阴

张先生认为山药善于滋阴，无论外感、内伤，凡遇外邪入里化热伤阴，或内伤脏腑阴津亏虚，皆可治之。如张先生曰："治寒温实热已入阳明之腑，燥渴嗜饮凉水，脉象细数者，则用白虎加人参以山药代粳米汤。方中以生山药代粳米，则方愈稳妥。盖粳米不过调和胃气，而山药兼能固摄下焦元气，且多含有蛋白之汁，最善滋阴，白虎汤得此，既祛实火又清虚热，内伤外感，须臾同愈。"又如一味薯蓣饮单用山药治"一切阴分亏损之证"，滋阴宣解汤中用山药"大滋真阴"，资生汤用山药"滋胃之阴"，黄芪膏中用山药"滋肺之阴"等。可见，山药善治阴分亏损之证。

三、山药之性，善治喘嗽

张先生常用山药治肺病喘嗽属气阴亏损者，这在其书中多有体现。如滋培汤、醴泉饮中皆重用山药为君治虚劳喘嗽；黄芪膏中用黄芪与山药配伍补肺气、滋肺阴，治肺病喘嗽；一味薯蓣饮更是单用山药一味治劳瘵喘嗽等。其余如参赭镇气汤、薯蓣纳气汤、参麦汤中皆重用山药治肾不纳气之喘逆证。可见，山药亦是治久病喘嗽常用之药。

四、山药之性，善治寒温之证

张先生善用山药治寒温之证属上热下泻者。张先生说："寒温之证，上焦燥热、下焦滑泄者，皆属危险之候。因欲以凉润治燥热，则有碍于滑泻；欲以涩补治滑泻，则有碍于燥热。愚遇此等证，亦恒用生山药，而以滑石辅之，大抵一剂滑泄即止，燥热亦大减轻。若仍有余热未尽除者，可再徐调以凉润之药无妨。"张先生认为温病上焦见喘息迫促，且有烦渴之意，大便忽然滑下，脉甚虚，两尺微按即无，可急用生山药当茶饮温服治之。分析可知，张先生乃取山药益气、养阴、固下之功也。

五、山药之性，善治久泻、久痢

张先生治泄泻方中扶中汤、薯蓣粥、薯蓣鸡子黄粥、薯蓣苯苢、加味天水散皆用到山药，认为山药"脾肾双补，在上能清，在下能固，利小便而止大便"，"本性收涩，煮粥食之，其效更捷"。又，张先生治痢疾方中有燮理汤、天水涤肠汤、通便白头翁汤、三宝粥、通便白虎加人参汤用到山药，认为"滞下日久则阴分必亏，山药之多液，可滋脏腑之真阴。且滞下久，则气化不固，山药之收涩，更能固下焦之气化也"。故而，山药治久泻、久痢取其滋阴固下之功，张先生赞其是治久泻、久痢之"真良药也"。

六、山药之性，不但能补肾固精，又能治淋

张先生治疗一大特色，就是用山药补肾、固精、治淋。张先生治淋浊共有14方，其中6方用到山药，如理血汤、膏淋汤、劳淋汤、寒淋汤、澄化汤、清肾汤，其共同点在于皆有肾虚，故用山药补之。余症或兼小便不利，或兼遗精白浊，或兼血淋不舒等。正如张先生说："阴虚小便不利者，服山药可利小便。气虚小便不摄者，服山药可摄小便。盖山药为滋阴之良药，又为固肾之良药，以治淋证之淋涩频数，诚为有一无二之妙品，再因证而加以他药辅佐之。"

七、山药之性，善治消渴

消渴之证，多由于元气不升、真阴亏耗所致，张先生创玉液汤、滋膵饮二方以治之。方中用黄芪补气，用山药、生地黄、天花粉、知母滋阴，"使之阳生而阴应，自有云行雨施之妙用"。张先生更是单用山药治消渴证，并分析到："山药能补脾固肾，以止小便频数。而所含之蛋白质，又能滋补膵脏（即胰脏），使其散膏充足。且又色白入肺，能润肺生水，即以止渴也。"由是而知，山药又为治消渴证之要药也。

八、山药之性，善补肾敛冲、健脾止带

张先生认为山药之性，又善补肾敛冲、健脾止带。张先生治女科方中理冲汤、温冲汤、清带汤、加味麦门冬汤、资生通脉汤皆用到山药，或取其益气滋阴，或取其调经止带，或取其补肾敛冲，乃皆山药脾性之功也。

九、山药之性，又宜与白布圣并用

张先生认为山药宜与白布圣并用，并分析说"凡补益之药，皆兼有壅滞之性，山药之壅滞，较参、术、芪有差，而脾胃弱者多服、久服亦

或有觉壅滞之时。佐以白布圣以运化之，则毫无壅滞，其补益之力乃愈大"，还附有验案以说明。故知，张先生汇通中西，各取其长，绝非空谈也。

【心解】

山药，古称"薯蓣"，《本经》列为上品，载其："主伤中，补虚羸，除寒热邪气，补中，益气力，长肌肉，久服耳目聪明。"《名医别录》载其："主头面游风，头风眼眩，下气，止腰痛，治虚劳羸瘦，充五脏，除烦热。"《药性论》载其："补五劳七伤，去冷风，止腰痛，镇心神……补心气不足，患人体虚羸，加而用之。"《日华子本草》载其："助五脏，强筋骨，长志安神，主泄精、健忘。"《本草纲目》载其："益肾气，健脾胃，止泄痢，化痰涎，润皮毛。"黄兆胜主编《中药学》载其："益气养阴，补脾肺肾，固精止带。"综而述之，山药有平补脾肺肾之功，既能益气又能养阴，能生津而止渴，又能固精而止带。主治诸虚劳损，劳瘵喘嗽，阴虚内热，久病泻痢，又治男子遗精，女子带下等。

张先生善用山药，有"张山药"之美誉。归纳张先生之用山药，主治虚损劳嗽，阴虚亏损，久泻久痢，肾虚淋证，遗精带下，消渴等。张先生创制的方药中有60余方用到山药，验案中用到的山药方则更多。山药的服法更是有汤、丸、膏、粥、饮、茶等，足见张先生用山药经验之丰富。

山药为平补气阴之良药，能补益脾肺肾三脏，因其味甘性平，故能补气而不助热；又因其能滋阴，故养阴而不助湿，故常用治阴虚内热。山药补中兼涩，故能治久泻久痢，遗精止带。山药虽有诸多功效，然毕竟性平而气缓，故而我们治疗诸虚劳损诸病时，病缓时需要常服久服方能收功，病急时需量大而力专方能见效。此外，山药性平而稳，最宜食疗，善于扶正补虚，具有常服久服而无弊的特点。

【典型医案】

心肺气阴两虚，虚火内扰案

周某，女，65 岁，2017 年 5 月 13 日诊。

主因"咳嗽气短半年，加重 2 周"来诊。患者半年来时常咳嗽，气短多汗，五心烦热，夜梦较多，近 2 周来尤甚，遂来就诊。患者有慢性支气管炎病史 10 余年。诊时咳嗽少痰，气短多汗，动后尤甚，常用毛巾拭汗，五心烦热，心悸多梦，咽干不舒。舌质红，少津，脉细数。

辨证：心肺气阴两虚，虚火内扰

治法：补益心肺气阴，滋阴清热

处方：山药 30g，太子参 15g，麦冬 10g，五味子 5g，玄参 10g，炙甘草 10g，黄连 5g，炒酸枣仁 15g，陈皮 10g，百合 15g，川贝母 10g，当归 10g。14 剂，水煎 600mL，分早中晚三次温服，日 1 剂。

二诊（5 月 27 日）：除痰黏难咳外，余诸症减轻。前方加全瓜蒌 10g，桔梗 10g。又取 14 剂。

药后基本病愈。因患者有慢性支气管炎病史，告知患者可常服山药粥以补虚。

按：咳嗽气短，多汗，动后尤甚，加之五心发热，心悸多梦，咽干不舒，再结合舌红少津、脉细数，可辨证为心肺气阴两虚、虚火内扰证。治法以补益心肺气阴、滋阴清热为主。上方中以山药、太子参、炙甘草益心肺之气；以麦冬、玄参、炒酸枣仁、百合、五味子滋心肺之阴，其中炒酸枣仁、五味子又有安神敛汗之功；以少量黄连清热；以川贝母止咳化痰；气阴虚久者，血亦必虚，故用当归养血、活血；虑方中滋补养阴之药过多，故加陈皮理气化滞，防壅滞之弊。二诊时患者痰黏难咳，故加桔梗、全瓜蒌润肺化痰。辨证准确，故能药后病愈。

百合固金汤由熟地黄、生地黄、当归、白芍、甘草、桔梗、玄参、贝母、麦冬、百合组成，主治咳嗽气喘，咽喉燥痛，头晕目眩，午后潮热，舌红少苔，脉细数属肺肾阴虚、虚火上炎证者。生脉饮由人参、麦冬、五味子组成，主治心悸气短，脉微自汗属心气阴两虚证者。此患者乃因心肺气阴两虚、虚火内扰所致，故取百合固金汤合生脉饮方义加减而治。需要指出的是，因患者阴虚内热，虚火内扰，故改人参为太子参，又重用山药以补心肺之气阴。

张锡纯用山茱萸

【原解】

张锡纯先生在《医学衷中参西录》一书中，大量用到了山茱萸，并对其功效主治进行了详细解析，且颇多发挥。张先生认为："山萸肉，味酸性温，大能收敛元气，振作精神，固涩滑脱。因得木气最浓，收涩之中兼具条畅之性，故又通利九窍，流通血脉，治肝虚自汗，肝虚胁疼腰疼，肝虚内风萌动，且敛正气而不敛邪气，与他酸敛之药不同，是以《本经》谓其逐寒湿痹也。"今总结其用药经验如下。

一、山茱萸之性，善于收敛元气而固脱

张先生认为山茱萸善于收敛元气而固脱。其解析曰："凡人元气之脱，皆脱在肝。故人虚极者，其肝风必先动，肝风动，即元气欲脱之兆也。肝为厥阴，虚极为寒热往来，为有寒热，故多出汗。萸肉既能敛汗，又善补肝，是以肝虚极而元气将脱者，服之最效。"又曰："盖萸肉之性，不独补肝也，凡人身之阴阳气血将散者，皆能敛之。故救脱之药，当以萸肉为第一。"据张先生经验，山茱萸用于收敛固脱单用少则二两，多则四两。需与其他药配伍时，如用于多汗或气血阴阳诸虚证较轻时，少则三钱，多可用至一两。

二、山茱萸之性，能治肝虚诸疼

肝气虚弱，不能通利血脉，遂导致脏腑肢体诸疼，如心疼、胁痛、腰痛、臂疼、腿疼等。张先生谓山茱萸能补肝而通利血脉，善治诸疼，如用曲直汤加减治臂疼、腿疼，既济汤加减治心疼等。正如张先生解析

说：凡人身内外有疼处，皆其气血痹而不通。《本经》谓山萸肉逐寒湿痹，是萸肉不但酸敛，而更善开通可知。萸肉诚得木气最厚，故味虽酸敛，而性仍条畅，凡肝气因虚不能条畅而作疼者，服之皆可奏效也。李士材治肝虚作疼，萸肉与当归并用。愚治肝虚作疼，曾重用萸肉随手奏效。

三、山茱萸之性，又善敛汗

张先生认为遇外感之邪不净而出汗者，可重用山茱萸以敛之。如治一人，年四十八，大汗淋漓，数日不止，衾褥皆湿，势近垂危，俾用净山萸肉二两，煎汤饮之，其汗遂止。又如张先生每遇肝气虚极及大汗淋漓时，多用山茱萸、生龙骨、生牡蛎补肝虚以敛汗，少则一两，多则二两。

四、山茱萸之性，又善治咳血、吐血

山茱萸之性，又善治内部血管或肺络破裂，以致咳血、吐血久不愈者。据张先生经验：咳血久不愈者，因其肺中之络，或胃中血管有破裂处，萸肉与龙骨、牡蛎同用，以涩之、敛之，故咳血亦随之痊愈也。张景岳曰：咳嗽日久，肺中络破，其人必咳血。西人谓胃中血管损伤破裂，其人必吐血。龙骨、牡蛎、萸肉，性皆收涩，又兼具开通之力，故能补肺络与胃中血管，以成止血之功，而又不至有遽止之患，致留瘀血为恙也。

五、山茱萸之性，善息内风

张先生认为山茱萸之性，又善息内风。如治其族家嫂，产后十余日，周身汗出不止，且四肢抽搐，此汗出过多而内风动也。张先生急用净山萸肉、生山药各二两煎汤服之，两剂而愈。可知，山茱萸有息内风之功效也。

【心解】

山茱萸，味酸而性温，《本经》谓其："主治心下邪气，寒热，温中，逐寒湿痹。"《名医别录》谓其："肠胃风邪，寒热，疝瘕，头脑风，风气去来，鼻塞，目黄，耳聋，面疱，温中，下气，出汗，强阴，益精，安五脏，通九窍，止小便利，明目，强力。"《本草经疏》载曰："山茱萸治心下邪气寒热，肠胃风邪、寒热头风、风去气来、鼻塞、面疱者，皆肝肾二经所主，二经虚热，故见前证。此药温能通行，辛能走散，酸能入肝，而敛虚热，风邪消散，则心下肠胃寒热自除，头目亦清利，而鼻塞、面疱悉愈也。逐寒湿痹者，借其辛温散结，行而能补也。气温而主补，味酸而主敛，故精气益而阴强也。精益则五脏自安，九窍自利。又肾与膀胱为表里，膀胱虚寒，则小便不禁，耳为肾之外窍，肾虚则耳聋；肝开窍于目，肝虚则邪热客之而目黄；二经受寒邪，则为疝瘕，二脏得补，则诸证无不瘳矣。"由上可见，《本经》《名医别录》载山茱萸功用主治，《本草经疏》又对功用主治进行了很好地解析，详细而透彻，可供参考。

张先生精透和熟研山茱萸之功用，善用山茱萸治疗诸证。如对于元气欲脱之证，常用山茱萸以敛之。他还发扬古人"大气"之说，又详细分析了大气下陷的病机与主症，并创制了升陷汤以治之。对于气分虚极下陷者，再加山茱萸数钱，以收敛气分之耗散。此外，还用山茱萸治疗肝气虚诸疼，大汗淋漓，咳血、吐血及肝虚风动等病证，可谓师承古人而又不泥于古人也。

山茱萸，有补肝肾、涩精气、固虚脱之功，乃因其既能补肝肾之气，又能补肝肾之阴，且味酸而性温，故能涩精而固脱。据临证体会，山茱萸主要功用有：一者固脱敛汗。对于心气虚极、肝气虚极、外感之后汗出不止等，常用山茱萸为主加减调治。二者补益肝肾。对于肝肾之虚属阴阳皆不足者，辄用山茱萸以补之。山茱萸之性，肝肾气阴并补，更善补阴。三者治咳血、吐血。对于肺络破裂、胃肠出血者，常与三七、白及等同用，以收敛护膜而止血。

【典型医案】

阳气不足，心气欲脱案

张某，男，65 岁，2014 年 10 月 12 日诊。

主因"喘促伴汗出 10 余天"来诊。患者 10 余天前出现喘促、汗出，活动后尤甚，纳食欠佳，10 余天来呈加重趋势。患者 5 年前因心肌梗死行心脏支架术，之后逐渐有心功能不全症状。诊时见患者面色㿠白，周身湿漉而汗多，有上气不接下气之感。舌淡暗，苔白，脉弦细。

辨证：阳气不足，心气欲脱

治法：温振阳气，收敛固脱

处方：红参 10g，麦冬 10g，桂枝 10g，炙甘草 10g，赤芍 10g，山茱萸 30g，生龙骨 30g，生牡蛎 30g。7 剂，水煎 600mL，分早中晚三次，温服。

二诊（10 月 19 日）：药后汗出较少，喘促亦减轻，仍感畏寒肢冷。前方加黑附子 10g，干姜 6g。7 剂，水煎服，嘱其黑附子同甘草先煎 2 小时后，兑服。

三诊（10 月 26 日）：诸症皆失，又取 7 剂。

药后基本病愈，随访半年未复发。

按：心气不足欲脱者，元气亦不足。以上诸症即是患者阳气不足，心气欲脱之见证也。上方中以红参、麦冬、桂枝、炙甘草以振阳气、益心阴；以山茱萸、生龙骨、生牡蛎收敛心气，又兼敛汗；以赤芍活血化瘀，使阳气行、血气活。二诊时患者畏寒，为患者阳气不足，故加干姜、附子以增加温振心阳之力。辨证准确，故能药到病除。

山茱萸、生龙骨、生牡蛎为张锡纯先生收敛止汗之常用方，临证体会，凡遇阳气不足、气阴两虚而汗出过多者，用之皆效，可供借鉴。

张锡纯用赭石

【原解】

张锡纯先生善用赭石，在其所著《医学衷中参西录》一书中有很多精彩论述，书中用到赭石方达 20 余首，可见其对赭石的重视。张先生说："赭石色赤，性微凉。能生血兼能凉血，而其质重坠，又善镇逆气，降痰涎，止呕吐，通燥结，用之得当能建奇效。其原质为铁氧化合而成，其结体虽坚而层层如铁锈，生研服之不伤肠胃，即服其稍粗之末亦与肠胃无损。且生服则氧气纯全，大能养血，故《本经》谓其治赤沃漏下，《日华》谓其治月经不止也。若煅用之即无斯效，煅之复以醋淬之，尤非所宜。"张先生不但详解赭石功效，还用西医药理学来分析，对赭石有了很多新的见解。下面对张先生运用赭石的经验，作简要总结如下。

一、赭石之性，善治胃气上逆及冲气上干

张先生认为赭石不但善降胃气，亦善降冲气。胃气上逆及冲气上干有属实证和属虚证者。

1. 对于胃气上逆或冲气上干属实证者

对于胃气上逆或冲气上干属实证者，张先生常以赭石降胃气或降冲气，谓赭石为"降胃、降冲之良药"。如张先生镇逆汤中用赭石为君，主治因胃气上逆、胆火上冲而致的呕吐；镇肝熄风汤中用赭石为佐，降逆又降冲，治疗肝风内动引起的内中风证；加味磁朱丸中用赭石为佐镇气、降气，治疗痫风；滋培汤中用赭石为佐以降胃气等。

2. 对于胃气上逆或冲气上干属虚证，或虚实夹杂以虚为主者

对于胃气上逆或冲气上干属虚证，或虚实夹杂以虚为主者，张先生常用赭石配伍人参、山药等，在降胃、降冲的同时益气降逆。如参赭镇气汤中野台参、山药等与赭石同用"治阴阳两虚，喘逆迫促，有将脱之势。亦治肾虚不摄，冲气上干，致胃气不降作满闷"，方中即用赭石治肾虚不摄，冲气上干，而致胃气不降。又如参赭培气汤中重用赭石为佐药以降逆安冲，助人参大补中气，共治膈食之证等。

二、赭石为救颠扶危之大药，且于气分无损

张先生认为赭石为救颠扶危之大药，且服之于气分分毫无损。如张先生在参赭镇气汤方下有很多救治危重患者验案，皆以赭石为主药，并附有解析说："历观以上所治上脘发疡、喘促、呕吐等诸治验案，赭石诚为救颠扶危之大药也。愚常用赭石至数两，乃因研究数十年，心中有定见，而后敢放胆，百用不至一失。赭石所以能镇逆气，能下有形瘀滞者，以其饶有重坠之力，于气分实分毫无损。况气虚者又佐以人参，尤为完全之策也。且其药虽系石质，实与其他石质不同，即未经火煅，为末服之，亦与肠胃无伤。"可见，张先生认为赭石为救颠扶危之大药，且于气分无损，乃从实践中得之。

三、赭石之性，善于补血、养血，且无坠胎之虞

张先生说："赭石之原质，系铁七氧三化合而成，其质原与铁锈相似，铁锈善补血，赭石亦善补血。故《本经》谓其主赤沃漏下；《别录》谓其治带下，养血气；《日华》谓其治月经不止；《普济方》用治血崩。统视以上主治，则赭石善于理血、养血可知。既能养血，血足自能荫胎。《别录》谓其坠胎者，指五六月以后之胎而言也。盖五六月以后之胎，已成形体，赭石重坠有压力，故可迫之下坠。若恶阻时，胞室之血脉初次凝结，无所谓形体也。此时惟过用破血之药可以坠胎。且恶阻至于肠胃坚结，百药不效，惟重用赭石，犹可救挽，纵有坠胎之弊，犹当

权其事之轻重缓急，而放胆用之。此孙思邈所谓心欲小而胆欲大也。况用之又断不至坠胎乎！"张先生附有很多临证验案说明，可见赭石能补血、养血，而怀胎五六月以前用之，无坠胎之虞。

四、赭石之性，又善于降逆而止血

张先生认为："吐血之证，多由于胃气挟冲气上逆；衄血之证，多由于胃气、冲气上逆，并迫肺气上逆。即《内经》言'阳明厥逆，喘咳、身热、善惊、衄、呕血'，及黄坤载言'血之亡于吐衄者，阳明不降也'是也。治吐衄者，当以降阳明之厥逆为主。然降胃之药，首推赭石也。"故而张先生治吐衄之证，皆重用赭石为主，而后再根据其兼证不同，辨证加减。例如若因胃热吐衄者，则用赭石配竹茹、白芍、牛蒡子等组成寒降汤；若因胃寒吐衄者，则用赭石配干姜、半夏等组成温降汤；若因肝胆之火犯胃者，则用赭石配龙胆、白芍、青黛等组成泻肝降胃汤；若因冲气上逆致胃气不降吐衄者，则用赭石配生龙骨、生牡蛎等组成镇冲降胃汤；若因吐衄致血气皆脱者，则用赭石配人参、山药组成保元寒降汤等。上几方中皆用赭石降胃气，即张先生所言"胃气降则血止矣"。

五、赭石之性，又善于通燥结

张先生对于肠腑便结者，创赭遂攻结汤以治之。张先生说："素食结于肠间，不能下行，大便多日不通，其证或因饮食过度，或因恣食生冷，或因寒火凝结，或因呕吐既久，胃中冲气，皆上逆而不降。"方中用赭石以镇逆，配伍甘遂施其决绝之力，则便通而结下。

六、赭石之性，又善于降痰涎

张先生认为赭石重坠，能引痰火、痰涎下行。如张先生在荡痰汤中重用赭石二两为君治疗癫狂失心。并分析说："癫狂之证，乃痰火上泛，瘀塞其心与脑相连窍络，以致心脑不通，神明皆乱。荡痰汤中重用赭石，藉其重坠之力，摄引痰火下行，俾窍络之塞者皆通，则心与脑能相

- 161 -

助为理，神明自复其旧也。"张先生治癫狂之证，赭石恒有用至四两者，可知取赭石重坠之力能引痰火下行也。又如张先生在荡胸汤中用赭石降胸中痰涎，并配以芒硝使痰涎随大便而去，亦取赭石重坠之力，能将痰涎下行也。

七、赭石之性，善于引阳下潜，又能引药下行

张先生认为赭石能引阳下潜，又能引药下行。如张先生在安魂汤中即佐以赭石，并解析说："用赭石以导引心阳下潜，使之归藏于阴以成瞌睡之功也。"又如其在旋覆代赭汤验案中论及："人参虽善补气，而实则性兼升浮，唯借其赭石重坠以化其升浮，则人参补益之力可至涌泉。"由而可知，赭石不但能引阳下潜，又能引药下行也。

【心解】

赭石，历代本草皆有论述。如《本经》载其："治鬼注，贼风……腹中毒，邪气，女子赤沃漏下。"《日华子本草》载其"止吐血、鼻衄，肠风痔瘘，月经不止，小儿惊痫，疳疾，反胃……安胎健脾，又治夜多小便。"《本草正》载其："下气降痰，清火。"《长沙药解》："驱浊下冲，降摄肺胃之逆气，除哕噫而泄郁烦，止反胃呕吐，疗惊悸哮喘。"《本草再新》："平肝降火，治血分，去瘀生新，消肿化痰，治五淋崩带，安产堕胎。"综而可知，赭石能降肺胃之逆气，故而具有平肝降火，治疗反胃呕吐、吐血、鼻衄、肠风痔瘘、月经不止等功效。张锡纯先生则发挥了赭石之功用，认为赭石压力最盛，能镇胃气、冲气上逆，开胸膈、坠痰涎、止呕吐、通燥结，补血养血，并嘱虚者可与人参同用，还附有很多验案以说明。其还借用西医药理学以解析其说，试图汇通中西医学，这在当时是难能可贵的。

临证体会，赭石主要功用有四：一者用赭石平肝潜阳，如镇肝熄风汤中用赭石是也；二者用赭石重镇降逆，如旋覆代赭汤中用赭石是也；三者用赭石降逆平喘，如参赭镇气汤中用赭石是也；四者，凉血止血，

如寒降汤中用赭石是也。虽曰有四，实因赭石降胃、降冲、降肺之功，此乃其要义也。

【典型医案】

气虚便秘案

张某，女，55岁，2017年5月16日诊。

主因"便秘3年"来诊。3年来时常便秘，每次需努力后方可，便后汗出乏力，偶见脱肛。观其面色萎黄，为气血不荣之貌。问其大便质软。舌淡，苔白，脉细。

辨证：气血亏虚，传导无力

治法：补气养血，顺导其便

处方：黄芪15g，党参10g，生白术10g，当归10g，升麻6g，柴胡6g，陈皮10g，炙甘草6g，赭石10g，白芍10g。7剂，水煎600mL，分早中晚三次温服，日1剂。

二诊：药后病情减轻，大便亦畅。又取14剂。

药后患者病情大减，又取14剂，未见脱肛。嘱患者可服补中益气丸巩固疗效。

按：此案为气虚便秘之验案，用补中益气汤加减而效，属临证常见病，理解不难。关键点在于大队补气升阳药中，加一味降气药，调节脾胃气机升降。赭石在此处不但可以佐制诸补气药升之太过，而且还有下气通便之功，一药两用，为本方着眼点。

需要注意的是，气虚便秘为虚证便秘，降气药需用小量，如用量过大会适得其反。此外，赭石亦可用枳壳代替。

张锡纯用三七

【原解】

张锡纯先生在《医学衷中参西录》一书中，多处用到三七。例如清金解毒汤中用三七配牛蒡子、贝母、知母、玄参等，治疗肺脏溃烂，或将成肺痈，症见咳嗽吐脓血者；补络补管汤中用三七配生龙骨、生牡蛎、山茱萸等，治疗咳血、吐血久不愈者；解毒生化丹中用三七配金银花、白芍等，治疗痢久郁热生毒，肠中溃烂等。另有，张先生单用三七治愈瘀阻膈上案、瘀阻少腹成癥瘕案等，皆辨治准确，疗效卓著。张先生认为："三七，味苦微甘，性平。善化瘀血，又善止血妄行，为吐衄要药。病愈后不至瘀血留于经络证变虚劳（凡用药强止其血者，恒至血瘀经络成血痹虚劳）。兼治二便下血，女子血崩，痢疾下血鲜红（宜与鸦胆子并用）久不愈，肠中腐烂，浸成溃疡，所下之痢色紫腥臭，杂以脂膜，此乃肠烂欲穿（三七能化腐生新，是以治之）。为其善化瘀血，故又善治女子癥瘕，月事不通，化瘀血而不伤新血，允为理血妙品。外用善治金疮，以其末敷伤口，立能血止疼愈。若跌打损伤，内连脏腑经络作疼痛者，外敷、内服奏效尤捷，疮疡初起肿疼者，敷之可消（当与大黄末等分，醋调敷）。"由上可知，张先生善用三七治诸般疾病，可见其经验之丰富。

【心解】

古代很早就有使用三七的记载，谓其善于止血，故有"止血神草"之美誉。古人经验，若将其加入补气补血方中，则止血更神。此外，三七不但能止血，还有活血之功，常做活血药使用。所以对于出血而又兼瘀血者，尤为适宜。临床上凡吐血、衄血、二便下血、崩漏、跌打损伤、疮疡肿毒等，皆可用三七治之。

张先生善用三七，所用功用有二：一者用其止血，常用于肺病咳血、胃病出血、二便下血、女子崩漏及外科疮疡出血等；二者用其活血，常用于膈上瘀血、癥瘕、经闭等属瘀血而致者。正如张先生所言，三七为"吐衄之要药，又为理血之妙品"。

据临证体会，三七常用于呼吸系统、消化系统及心脑血管疾病中。如治疗各种消化道的出血，就常用三七配伍海螵蛸、白及等抑酸、护膜、止血。具体而言：兼胃寒者，酌加桂枝、干姜；兼胃热者，酌加黄连、黄芩；兼脾虚寒者，酌加干姜、炮姜；兼大肠实热者，酌加地榆炭、藕节炭等。又如治疗脑血管出血重症时，常用三七为主方鼻饲以止脑络出血。注意，三七不但能止脑络出血，而且能活脑络离经之血，是非常好的治疗脑络出血的良药。

【典型医案】

胃热脾虚寒案

路某，男，42岁，2020年10月15日诊。

主因"大便发黑3天"来诊。患者3天前发现大便发黑，遂于今天来医院就诊。诊时感觉上腹部偶有疼痛，空腹时明显，偶感恶心不舒。查胃镜时：慢性胃炎，十二指肠溃疡。查便潜血：阳性。平素腹部怕凉，大便溏薄，每于早饭后解急迫溏便一次方感舒服，但有时喜饮凉饮，食后即腹痛欲便。舌淡暗，苔薄黄，脉弦细。

辨证：胃热脾虚寒

治法：清热健脾，散寒止痛，护膜止血

处方：姜半夏10g，黄连3g，黄芩10g，干姜10g，党参10g，炙甘草6g，佛手10g，海螵蛸30g，三七粉3g（冲），白及10g，柴胡10g，白芍10g，陈皮10g，枳壳10g。7剂，水煎600mL，分早中晚三次，饭前温服，日1剂。另，奥美拉唑胶囊20mg，每日1次。

二诊（10月22日）：腹已不痛，大便色黄，自觉有时咽干上火。上方改黄连为6g，又取14剂。煎服法同前，继服奥美拉唑。

三诊（11月5日）：诸症悉除。前方又取7剂，继服奥美拉唑。

药后患者自查胃镜，溃疡已愈。嘱患者避风寒、节饮食、调情志、慎起居。又取半夏泻心汤方义，调理2周以巩固疗效。

按： 大便发黑，便潜血阳性，加之胃镜显示十二指肠溃疡，可知患者为胃溃疡所导致的出血。患者腹部怕凉，而有时又欲饮凉饮，饮后欲便，可知患者为寒热错杂证，或为胃热脾寒证。治法当以清热散寒为主，方用半夏泻心汤加减。上方中即以半夏泻心汤辛开、苦降、甘补为主，加之海螵蛸抑酸、止血、止痛，白及护膜止血，三七活血止血，佛手、陈皮理气止痛，枳壳调节脾胃升降，白芍合甘草缓急止痛。全方共奏清热健脾、散寒止痛、护膜止血之效。二诊时患者仍有胃热征象，故加大黄连用量。

需要指出的是，三七虽既止血又活血，但两者并不矛盾，止血止的是已出之血，活血活的是经络中或血脉中之瘀血，又或离经之血等，此即古人所说的三七有"止血而不留瘀，活血而不伤正"之意。

张锡纯用鸡内金

　　张锡纯先生在《医学衷中参西录》一书中，多处用到了鸡内金。如健脾化痰丸中鸡内金与白术同用健脾消积，治疗脾胃虚弱，不能运化饮食；升降汤中鸡内金与白术、桂枝、川芎等同用消瘀行水，治疗肝郁脾虚，胸胁胀满，不能饮食；资生汤中鸡内金与山药、白术同用补虚通滞，治疗虚损劳瘵；理冲汤中用鸡内金与三棱、莪术同用消癥散结，治疗女子经闭不行等。由此可见，张先生之善用鸡内金也。张先生认为："鸡内金，鸡之脾胃也，其中原含有稀盐酸，故其味酸而性微温，中有瓷、石、铜、铁皆能消化，其善化瘀积可知。《内经》谓诸湿肿满，皆属于脾，盖脾中多回血管，原为通彻玲珑之体，是以居于中焦以升降气化，若有瘀积，气化不能升降，是以易致胀满。用鸡内金为脏器疗法，若再与白术等分并用，为消化瘀积之要药，更为健补脾胃之妙品，脾胃健壮，益能运化药力以消积也。且为鸡内金含有稀盐酸，不但能消脾胃之积，无论脏腑何处有积，鸡内金皆能消之，是以男子疝癖、女之癥瘕，久久服之皆能治愈。又凡虚劳之证，其经络多瘀滞，加鸡内金于滋补药中，以化其经络之瘀滞而病始可愈。至以治室女月信一次未见者，尤为要药，盖以其能助归、芍以通经，又能助健补脾胃之药，多进饮食以生血也。"以上简述，为张先生用鸡内金的经验特色，既遵古法，又有新意，不愧为一代宗师也。

【心解】

　　鸡内金，历代本草皆有论述。如《本经》载其"主泄利"；《日华子本草》载其"止泄精，并尿血、崩中、带下、肠风、泻痢";《滇南本草》载其"宽中健脾，消食磨胃。治小儿乳食结滞，肚大筋青，痞积疳积";《本草纲目》载其"治小儿食疟，疗大人淋漓、反胃，消酒积，主喉闭、乳蛾，一切口疮，牙疳诸疮";《本草再新》载其"健脾开胃，消食化痰，理气利湿"等等。由上分析可知，鸡内金的主要功用有消化食积，止泄泻，疗大人小便淋沥，治小儿疳积等。民国张锡纯先生解析鸡内金可谓见解独到，他不但借用西医药理学分析，更结合中医脏器疗法，认为鸡内金"善于消化食积，化经络瘀滞，可治男子疝癖、女之癥瘕、月信不至"等，书中还附有很多医案以为佐证，实超越古人。

据临证体会，使用鸡内金，主要功用有三：一者用鸡内金消石通淋，主要治疗胆系及肾系结石。如治疗胆石症，常用经验方四金二胡汤加减治疗（四金指的是鸡内金、金钱草、郁金、海金沙，二胡指的是延胡索、柴胡）。二者用鸡内金消食化积，主要用于消化不良见脾虚证者。如治小儿消化不良，症见面色萎黄者，常用炒白术与鸡内金各适量等分，加入汤药或食疗方中，不久即见奇效。三者用鸡内金止遗尿。如小儿尿床者，常加鸡内金于遗尿方中，收效良好。一般而言，消石通淋宜生用，消食化积宜炒用。

【典型医案】

肝气犯胃，气滞血瘀案

李某，女，61岁，退休教师，2005年10月10日诊。

主因"反复发作右胁部胀满不适3年余"来诊。现症：近1周胆囊区压痛明显，时有恶心，纳食减少，二便通调，睡眠尚可。舌暗，苔薄黄稍腻，脉弦滑。腹部彩超示：胆囊炎、胆石症，胆囊大小10.34cm×4.47cm，胆囊壁厚0.42cm，胆囊内见4.14cm强回声光团。

辨证：肝气犯胃，气滞血瘀

治法：疏肝理气，利胆化瘀

处方：金钱草30g，郁金10g，鸡内金10g，海金沙30g，柴胡10g，延胡索 10g，砂仁 10g，厚朴 10g，枳壳 10g，丹参 15g，连翘 15g，佛手 10g，香橼 10g，甘草 10g。14 剂，水煎 450mL，分早中晚 3 次饭后温服，服日 1 剂。

二诊（10 月 25 日）：药后症状消失。又取 30 剂。

三诊（11 月 25 日）：服 30 剂后，复查彩超示（11 月 7 日）：胆囊大小 5.87 cm×1.69cm，胆囊壁厚 0.36cm，胆囊内见 2.12cm 强回声光团。上方加赤芍 15g，继服 30 剂。

四诊（12 月 25 日）：复查彩超示（11 月 28 日）：胆囊大小 5.09 cm×1.65cm，胆囊壁厚 0.31cm，胆囊内见 1.15cm 强回声光团。又服前方 30 剂。

五诊（2006 年 1 月 24 日）：服药后，复查腹部彩超示（12 月 29 日）：胆囊大小 5.10 cm×1.55cm，胆囊壁厚 0.3cm，胆囊内见 0.4cm 强回声光团。继服前方 30 剂以善其后。

按：肝胆疏泄不利故见右胁部胀满不适，肝气犯胃则见恶心，纳食减少。胆汁排泄不畅，日久则形成结石。舌暗，苔薄黄稍腻，脉弦滑为肝气犯胃、气滞血瘀之征象。故治疗应以疏肝理气、利胆化瘀为主。方中金钱草、鸡内金、海金沙清利肝胆湿热，鸡内金又具有排石之效；柴胡、郁金疏肝解郁；延胡索理气化瘀止痛；佛手、香橼既可疏肝理气，又可和胃止痛；厚朴、枳壳、砂仁理气和胃，砂仁又有健脾之效；丹参活血化瘀；连翘清热散结；甘草调和诸药。纵观全方，配伍得当，有疏肝利胆、化瘀和胃、理气止痛之功。患者共服 130 余剂而病愈。

张锡纯用对药

——兼论药队

【原解】

张先生在《医学衷中参西录》一书中，使用了很多对药。这些对药或有新解，或中西药并用，非常具创新精神。兹将张先生部分对药罗列如下。

一、人参配赭石

人参味甘、微苦，性温，有大补元气，复脉固脱，补脾益肺，生津安神之功。赭石色赤，性微寒，因其原质为铁氧化合而成，故能生血兼能凉血；又因其压力最胜，故善镇胃气、冲气上逆，降痰涎，止呕吐，通燥结。张先生常将人参与赭石相配，认为人参能借赭石下行之力，挽回将脱之元气，以镇安奠基之。又详细分析曰："人参补助气分，有升补之性，于咳嗽上逆者不宜，赭石则压力最胜，可使人参补益之力下行直至涌泉，使上焦之逆气浮火顺流而下，又能使下焦真元之气，得人参之峻补而顿旺。"又曰："赭石压力最胜，能镇胃气、冲气上逆，止呕吐、通燥结。虚者，可与人参同用。"张先生常用此药对治疗虚劳喘嗽属肺气上逆者，以及胃虚呃逆、吐衄等属胃气上逆者。如参赭镇气汤中两药与野台参、生赭石、生芡实、生山药、山茱萸、生龙骨、生牡蛎、杭白芍、紫苏子组方"治阴阳两虚，喘逆迫促，有将脱之势；亦治肾虚不摄，冲气上干，致胃气不降作满闷"；参赭培气汤中两药与潞党参、天门冬、清半夏、肉苁蓉、知母、当归、柿霜饼组方"治膈食"；保元寒降汤中两药与赭石、知母、生地黄、杭白芍、牛蒡子、三七组方"治吐血过多，气分虚甚，喘促咳逆，血脱而气亦将脱。其脉上盛下虚，上焦兼烦热者"等。凡此者不胜枚举。

二、三棱与莪术

张先生临证常将三棱与莪术配伍治疗癥瘕积聚、心腹疼痛属血凝气滞者。其分析曰："三棱气味俱淡，微有辛意；莪术味微苦，气微香，亦微有辛意。性皆微温，为化瘀血之要药。以治男子痃癖，女子癥瘕，月闭不通，性非猛烈而建功甚速。其行气之力，又能治心腹疼痛，胁下胀疼，一切血凝气滞之证。若与参、术、芪诸药并用，大能开胃进食，调血和血。若细核二药之区别，化血之力三棱优于莪术，理气之力莪术优于三棱。"又补充曰："若治陡然腹胁疼痛，由于气血凝滞者，可但用三棱、莪术，不必以补药佐之；若治瘀血积久过坚硬者，原非数剂所能愈，必以补药佐之，方能久服无弊。"如张先生在十全育真汤中"气分虚甚者，去三棱、莪术"；理冲汤中"觉气弱者，减三棱、莪术各一钱"是也。

三、乳香与没药

张先生对于心胃、胁腹、肢体诸痛，女子痛经、产后疼痛，痹证诸痛及疮疡疼痛等属瘀血阻滞者，常以乳香配没药以治之。其分析曰："乳香气香窜，味淡，故善透窍以理气；没药气则淡薄，味则辛而微酸，故善化瘀以理血。其性皆微温，二药并用为宣通脏腑、流通经络之要药。故凡心胃、胁腹、肢体、关节诸疼痛皆能治之；又善治女子行经腹疼，产后瘀血作疼，月事不以时下；其通气活血之力，又善治风寒湿痹，周身麻木，四肢不遂及一切疮疡肿疼，或其疮硬不疼。外用为粉以敷疮疡，能解毒、消肿、生肌、止疼，虽为开通之品，却不至耗伤气血，诚良药也。"如活络效灵丹中两药与活血药当归、丹参组方"治气血凝滞，痃癖癥瘕，心腹疼痛，腿疼臂疼，内外疮疡，一切脏腑积聚，经络湮瘀"；金铃泻肝汤中两药与疏肝、活血药川楝子、三棱、莪术、甘草组方"治胁下焮疼";活络祛寒汤中两药与补气、温经络、通经络诸药品黄芪、当归、丹参、桂枝、生姜、杭白芍组方"治经络受寒,四肢发搐";健运汤中两药与补元气、通经络药生黄芪、野台参、当归、麦冬、知母、三棱、莪术组方"治腿疼、臂痛因气虚者";振中汤中两药与健补脾胃、通活气血药组方"治腿疼、腰疼,饮食减少者"等。凡此先生经验还有很多,具体可详见书中诸论。

四、龙骨与牡蛎

张先生常将龙骨与牡蛎配伍治疗类中风、肝虚汗多、惊悸不眠等病证。其分析曰:"龙骨味淡,微辛,性平。质最黏涩,具有翕收之力,故能收敛元气、镇安精神、固涩滑脱。凡心中怔忡、多汗淋漓、吐血衄血、二便下血、遗精白浊、大便滑泻、小便不禁、女子崩带,皆能治之。其性又善利痰,治肺中痰饮咳嗽,咳逆上气,其味微辛,收敛之中仍有开通之力,故《本经》谓其主泻利脓血,女子漏下,而又主癥瘕坚结也。牡蛎味咸而涩,性微凉。能软坚化痰,善消瘰疬,止呃逆,固精气,治女子崩带。"两药相伍,能平肝潜阳,治肝风内动所致的半身不遂证。又能与山萸肉同用,补肝气之虚以收敛止汗。此外,两药同用能安魂强魄,又为补魂魄精神之妙药也。

五、山药与白布圣

张先生还将中西药并用,在当时可谓创举。如张先生将山药与白布圣并用治疗久病虚劳喘嗽见脾胃虚弱者。山药能滋润血脉,固摄气化,宁嗽定喘,强志育神,性平,可以常服、久服。白布圣为吃乳之小猪、小牛胃中津液制成之白粉,味甘,性微温,最能增益胃液,消化饮食,为最和平之药,多服、少服皆可。然日日服之以化食,则脾胃生依赖性,将有不服之,即难于化食之时。故而张先生常将两药配伍使用,其认为:"凡补益之药,皆兼有壅滞之性。山药之壅滞较参、术、芪有差,而脾胃弱者多服、久服亦或有觉壅滞之时。佐以白布圣以运化之,则毫无壅滞，其补益之力乃愈大。"这种中西药并用的新思维给后学者以启迪，时至今日仍有深远的影响。

【心解】

对药，又称药对，一般指具有相互增强疗效或制约作用的两味药的组方。药队指三味药或以上的固定组方。对药，古已有之，而且为医家所常用。如麻黄配桂枝，在增强发散风寒之力的同时，也增强了其温肺化饮和止咳定喘的功效；又如桂枝配白芍，在发挥了桂枝温阳散寒功效的同时，白芍可制约桂枝的温燥之性。对药为方剂配伍的特色优势，其数量众多，几乎中医工作者在临证中都需用到，有些名家还专门出版关于药对的专著。可见，对药对于临床和科研工作者来说都有重要的意义，已经成为中医药学重要的组成部分之一。

张先生不但善用对药，发挥其用，而且创制了很多新的对药。如张先生认为龙骨与牡蛎并用善于安魂强魄，牛蒡子与山药并用最善止嗽，天冬与甘草最善润肺等，皆为张先生从临证中实践得来。还有，张先生还将中西药同用，如阿司匹林与石膏并用治外感发热，山药与白布圣并用健脾消食等，实为使用中西药对药之先驱者也。

对药是中医先辈们从临证实践中得来的，经过验证了的行之有效的经验总结，这些经验是我们在临证中所能借鉴的，最为宝贵的财富之一。关于对药使用，下面举几例以说明。

一、半夏与黄连

半夏辛温，有清热燥湿、和胃降逆消痞之功；黄连苦寒，有清热燥湿、泻火解毒之效。两者一辛一苦，辛开而苦降，调和脾胃之气机。当今社会，饮食结构发生巨大变化，犯脾胃湿热者比比皆是，半夏配黄连可谓正对病机关键，属于高频使用药对。对于脾胃寒凉甚者，可酌加干姜、炮姜、桂枝；湿热甚者，可酌加黄芩、蒲公英；阴虚者，可酌加麦冬、生地黄、玄参等。

二、白及与三七

白及味甘而涩，有收敛止血、消肿生肌之功；三七味甘而温，有散瘀止血、消肿定痛之效。两者配伍收敛而止血，消肿而止痛，有"止血而不留瘀"的优点。常用于胃肠出血、肺病咳血及外伤出血等。现代研究表明：三七的复合成分既能止血又能活血，具有双向调节作用。白及对于胃肠出血有明显的护膜止血的作用，对于咳血也有非常好的止血作用。

三、女贞子、墨旱莲、五味子与淫羊藿

女贞子、墨旱莲二药名为二至丸，能滋补肝肾之阴，加五味子则滋补肝肾之力更著。淫羊藿有补肾助阳之功，合女贞子、墨旱莲、五味子则可滋补肝肾。此四药组方之特点为，淫羊藿为补阳药，其余三味为养阴药，一味温阳药加于大队补阴药中，取"阳中求阴"之意，更有助于养阴药的使用，此组配伍为药队的具体说明。

由上而知，很多名医都有自己的常用对药，其中很多对药历代医家也常有运用。我们如何用好对药呢？关键在于，我们在学习对药的过程中，不但要学习名医大家们的治病经验，还要抱着"师古而不泥古"的心态，像张先生那样具"与古为新"的创新精神。只有这样，我国中医药事业才能发展进步，传承创新。

【典型医案】

肾虚脱发案

高某，女，22岁，2010年10月9日诊。

脱发，头皮油多，大便干，易紧张。舌淡红，苔白，脉弦细。

辨证：肝肾不足，血虚肝郁

治法：补肾填精，养血疏肝

处方：女贞子15g，墨旱莲15g，枸杞子15g，淫羊藿15g，五味

子 5g，石菖蒲 15g，郁金 10g，丹参 15g，益母草 15g，当归 15g，大黄 5g，甘草 10g。14 剂，水煎 450mL，分早中晚 3 次温服，日 1 剂。

二诊（10 月 23 日）：脱发减少，头皮油腻也减。原方又取 14 剂。

三诊（11 月 6 日）：脱发已不明显。又服 30 剂。

药后已不脱发，发渐生。疗效颇佳。

按："肾藏精，其华在发"，又"发为血之余"，"肝藏血"，精血同源，可以相互转化，所以头发生长与肝肾、气血有着直接的关系。脱发多是肝肾两虚、气血亏虚所致。肝肾不足，则精不化血，血不养发，故而易脱。气血虚损，不能荣养全身，则可出现衰老现象，表现在外可见脱发。另外，精神刺激或长期压力过大也会造成气血肝肾亏虚而致早秃、脱发、斑秃等。故治以补肾填精、养血疏肝为主。上方中女贞子、墨旱莲、枸杞子、五味子滋补肝肾；淫羊藿一味温阳药加于大队补阴药中，取"阳中求阴"之意；郁金、石菖蒲可疏肝安神；丹参、益母草、当归养血活血，使行而不滞；大黄用以通便；甘草调和诸药。全方共奏补肾填精，养血疏肝之功。患者服用 2 月而取得了较好的疗效。

参考书目

[1] 柳学洙 . 诊余漫笔 [M]. 天津：天津武清县卫生局，1982.

[2] 柳学洙，陈宝贵 . 医林锥指 [M]. 北京：中国中医药出版社，2013.

[3] 寇子祥，陈慧娟 . 陈宝贵医案选萃 [M]. 北京：中国中医药出版社，
2015.

[4] 王云凯，李彬之 . 医学衷中参西录 [M]. 石家庄：河北科学技术出版社，
2001.

[5] 顾维超 .《医学衷中参西录》研究 [M]. 呼和浩特：远方出版社，1998.

附　津门张锡纯中西医汇通流派
传承脉络简介

张锡纯先生为近代中西汇通学派的代表人物之一，其学术思想对近代中西汇通医学影响极大，《医学衷中参西录》乃张先生毕生心血之结晶。张先生晚年在天津行医，对津门医学产生了深远的影响。张先生将其学术思想及经验传给弟子们，弟子们又将其发扬光大。在这其中以张锡纯先生→柳学洙先生→陈宝贵教授→陈宝贵教授弟子及学生→陈宝贵教授再传弟子及学生这一传承流派最为突出，遍及全国，逐渐形成了中西并进的学术体系。下面对这一流派做一简单介绍。

第一代：张锡纯先生

张锡纯（1860—1933），字寿甫，河北盐山人，世代书香门第。张先生因两次应试落第后专心致力于医学。1918年，创办立达中医院，中医有院，开始于此。张先生于诊病之余，整理自己的经验发表于报刊，受到医界广泛好评。与当时江西陆晋生、江苏杨如侯、广东刘蔚楚同负盛名，被称为"名医四大家"。又与慈溪张生甫、嘉定张山雷被称为"名医三张"。后人将其刊登的文章汇集成书，名为

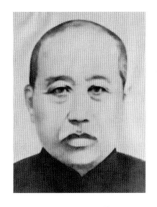

图1　张锡纯先生

《医学衷中参西录》，此书乃其毕生经验之总结。

第二代：柳学洙先生

柳学洙先生（1906.8—1988.3），字溥泉，号医海一沤，天津市武清县（现武清区）人，为县第一位主任中医师。柳先生15岁攻医，聪颖好学，博闻强记，藏书甚富。1927年考取中医合格证书。1929年拜名医张锡纯先生为师，跟师至先生去世，对师著《医学衷中参西录》领悟极深。1939年毕业于陆渊雷主办的上海国医函授班，同时还求教于兰溪医校张山雷先生，受赠《中风斠诠》一部。在三位老师指点下，学业益进，医术愈高。著有《诊余漫笔》《医林锥指》《医林杂咏》诸书，文字均由弟子陈宝贵整理。

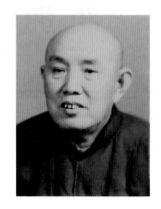

图2　柳学洙先生

第三代：陈宝贵教授

陈宝贵教授，首届全国名中医，天津中医药大学教授、博士生导师，中国中医科学院传承博士后合作导师。从1965开始跟随柳学洙先生学习，1972年9月正式拜师，跟随柳师吃住一起并侍诊10余年，得师全部真传。陈教授从医迄今已56载，学验俱丰。教学上注重经典，临证上重视疗效，学术上强调创新，探索走中西医融合之路。主编或参编书籍20余部，发表及指导专业学术论文200余篇。

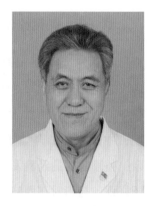

图3　陈宝贵教授

第四代：陈宝贵教授弟子及学生

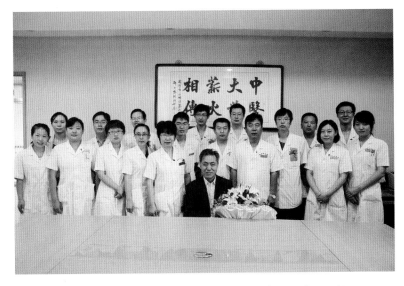

图 4　2013 年 9 月教师节陈宝贵教授与弟子及学生合影

陈宝贵教授指导和培养弟子及学生众多。指导国家级学术继承人 4 人，其中 1 人获得首届中医药传承高徒奖；传承博士后 3 人；博、硕士研究生 20 余名；国家级、市区级师带徒人员 90 余名。

一、第三、四批学术继承人及全国优秀人才

张丽、陈慧娲、韩金凤、田立军、王作顺、方文岩、刘建、张晋、吕妍、郑桂苓。

二、博士后

崔俊波、刘丹、张玉岭。

三、博士

李三环、张美英、寇子祥、初展、任淑女、唐林、杨洋、林小林、刘文通。

四、硕士

赵廷浩、庞莹、王达、张菁华、张明妍、肖艳红、王丽、彭程、郎荣天、莫慧颖、张洁、刘佩瑶、王溯源、王金。

五、弟子

天津市武清区中医院陈宝贵全国名中医工作室（含国家级、市级、区级、院级）弟子：陈祥芳、丁为国、石秀梅、边育红、王列萍、梁燕山、李春生、张安清、李秋霞、张连强、滕杰、王秀智、王永祥、王文华、侯俊丽、陈仿、王小军、张永乐、孙晓萍、陈伟艳、赵蕾、张栋栋、兰汉超、刘亚敏、郭敏、张增瑞、张方辉、张照健、曾荣、刘兆红。

河北省围场县中医院陈宝贵传承工作室弟子：姜利国、孟祥峰、姜海莹、陈丽丽、王清月、徐志东、商量、李爱华、刘志龙、丁杰。

深圳特区罗湖区中医院陈宝贵传承工作室弟子：兰美华、李金萍。

甘肃省泾川县中医院陈宝贵传承工作室弟子：杜志刚、燕小伟、胡江东、袁锋、李官官、姚田田、张永珍、赵瑛、李欢芝、史继峰、赵永红、杜生华、王金存、杜志春、薛军民、李贵强、张雁行、脱文勤、王立勋、尚静静、尚英、甘海喷。

雄安新区安新县中医院陈宝贵传承工作室弟子：高克斌、郑伟旭、王新愿、王敬梅、李瑞华、刘硕、王兆辉、张楚峰、刘敬瑶。

山东省潍坊市中医院陈宝贵传承工作室弟子：祝敬燕、刘晓婷、闫朝光。

第五代：陈宝贵教授再传弟子及学生

张丽主任的硕士：黄晨、杜军亚、崔灿、李婉茹、李姗姗、任禾、宋颖、周俊丽。

韩金凤主任的硕士及弟子：赵文辉、王新宇、王鹏臻、王玉龙、张浩钺、李泽宇、高艳华、刘俊青、郭雨琳、樊星晨、何晓旭、张树霞、孙川、宋沙沙、王德娟、张文杰、杜国强、王涵、刘春香、张苓、鞠晓静、王文静。

田立军主任的硕士：于秀凤、孟凡飞、孙丽芳。

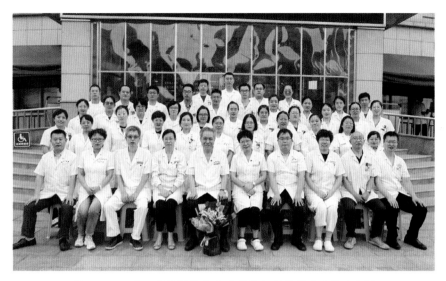

图5　2021年9月教师节陈宝贵教授与再传弟子及学生合影

　　刘建主任的硕士及弟子：刘泊宁、李建新、潘振国、梁维志、周延枫、王国勇、韩春杰、及宏、郑春元、马盼盼、张世展、张洪兴、王兵、汤勤达、孟双双、刘慧欣、晋琼、白轶凡、常博文、邢赛赛、张含、夏浩鑫。

　　崔俊波博士的硕士及弟子：王昕欣、顾芮博、赵轩竹、李书宁、穆超超、崔雅妹、冯奕钧、郑伟、刘泰然、唐小杰、李慧颖、张家远、吴梦涵、吴瑞楠、符利锋、吴文静、栗振杰、王晓光、张凤琪、孟庆芳、王刘元、刘琳。

　　陈祥芳博士的硕士及弟子：胡晓瑜、李惠丽、张倩、王兴佳、党海波、孙畅、郭彤彤、冯汤伟、乔波、张轶群、商艳慧、廉彬青、王云力、陈磊、庞艳君、葛志芳。

　　张美英博士的硕士：张露丹、周荻书、张芬、赵一斌。

　　寇子祥博士的硕士：祁禹德、温立萍、刘博、贾晓菲、叶蓝月、刘森。

　　初展博士的硕士及弟子：刘莎、胡明林、曹作英。

　　丁卫国副主任的弟子：刘兰香、李遵鹏。

后 记

导师陈宝贵教授，自 1965 年行医始，迄今已五十六载，在很多疾病的治疗上都有丰富的临证经验，尤其在脾胃病、脑病方面更是疗效卓著。我毕业后参加工作，有幸跟师学习，聆听教诲，恍然之间已一十有三年矣，受益良多。陈师常说医者应"读万卷书，行万里路，名师指点，个人开悟"，又应"通天文，晓地理，知人事，明精微，仁慈博爱，方为良医"。受师之教诲，同道支持，领导关怀，虽医道渐进，不敢有自满也。

自西学而东渐，则中西之争渐而激烈，医学亦是如此。有曰应学西而废中，有曰应存中而废西，有曰应存药而废医，然中医、西医果能分之乎？医之与药果能分之乎？患者有西医不治而中医治愈者，有中医不治而西医治愈者，又有两者都不治，合而治愈者。张锡纯先生曾说："中医、西医原是一理，本应打破门户之见，共同研究，以图进益。"由是而知，两者原各有优势，理应结合而发展。

近年来，新冠疫情肆虐全球，中医中药在我国的疫情防治中功不可没。人民英雄张伯礼院士说："在党中央坚强领导下，举国同心，共克时艰，中西医结合，中西药并用，取得了决定性胜利。"党中央已制定健康中国战略，以充分发挥中医药特色优势，坚持中西医结合，中西药并用。可知，中西医结合是健康中国之必须，也是历史发展之必然。毛主席说："中国医药学是一个伟大的宝库，应该努力发掘，加以提高。"历史无数次告诉我们，每当国家民族有大疫大灾之时，中医中药总能让我们渡过难关。我想，中医药学必会继续为我国今后的健康事业做出伟大贡献。

中医药学博大精深，但是有些理论和治法要紧跟时代发展之步伐。摆在我辈面前最大的问题就是，中医药学如何在继承基础上，发展创新的问题。只有创新发展，才能与时俱进。张锡纯先生说："吾儒生古人之后，当竟古人未竟之业，而不能与古为新，俾吾中华医学大放光明于全球之上，是吾儒之罪也。"张先生在晚清民国之时尚有如此觉悟，我辈生活在泱泱华夏盛世之下，敢不勇于进步乎！

书成之时，略作小记以明志。

寇子祥

2021 年 8 月末于津沽

后
记